原因不明の慢性痛をあきらめるな

もっとも新しい「痛み」の治し方

森本貴義　北川洋志

ワニブックス
|PLUS|新書

まえがき

体のどこかに痛みがあると、日常生活はとてもつらいものになります。大きなケガをしているというわけではなくても、足腰などに何らかの痛みを日常的に感じている人は非常に多いのです。

平成28年「国民生活基礎調査」によると、慢性的な痛みを感じているという人の割合は20代でも20％、40代で27％、60代で35％、75歳以上になると50％を超えます。人生100歳時代を迎えようとする今、これは大きな問題です。

ただ「長生き」するだけではなく、元気で活動できる「健康寿命」を延ばし、生活の質を上げることが何より大切だということに、多くの人が気づいています。それを、最初の段階で阻むのが「慢性的な痛み」です。

高齢者だけではありません。働きざかりの年代は男女問わず、肩痛や首の痛み、頭痛、腰痛などを抱えています。長時間のパソコンやスマホも肩こりや頭痛の原因になりますし、運動不足による筋肉のこわばりも各種の痛みの原因となります。

しかし毎日運動しているアスリートたちが痛みと無縁かと言えば、そうではありません。肉体を酷使する彼らは常にケガと隣り合わせの生活をしており、ケガ後の痛みとなど戦いながら競技を続けている人がほとんどです。

私たちは長年、多くの人たちの体のケアをお手伝いしてきました。トップアスリートの日常のケア、ケガ後のリハビリテーションはもちろん、さまざまな痛みに耐えかねて治療院を訪れる一般の方の治療を続けています。

痛みの原因はさまざまです。「寝違えた」「肩こり」「五十肩」「ギックリ腰」「骨折後の痛み」「術後の痛み」「追突事故でのむち打ち」――さらに多いのは原因がよくわからない体や関節の痛みです。

私たちの治療院を訪れる患者さんの症状で一番多いのは腰痛です。「腰痛」を訴える人は国内に約1200万人、日本人の10人に1人は腰痛持ちといわれています。しかもその8割近くが「原因不明」とされているのです。

本来「痛み」とは、体の危険を知らせる「警告信号」です。痛みを感じるからこそ私たちはケガや内臓の病気に気づき、治療を行うことができるのですから、痛みは大切な役割を持っています。

ところがすでに「警告」の役割を終えてからもずっと痛みだけが続く場合があります。痛みがあるのは体のどこかにケガがあるからだと思いがちですが、そもそも大きなケガなどしていないのに、慢性的な腰痛がある人もいます。「年を取ればあちこち痛くなってもしかたがない」と諦めてしまう人も多いのではないでしょうか。

確かに加齢によって筋肉は硬くなり、脊柱間狭窄《きょうさく》症などを起こしやすくはなりますが、現実にはレントゲン上は異常がないのに痛い人のほうが多いのです。もはやこうなると「痛み」はケガを知らせる警告信号ではありません。治療するべきは「ケガ」ではなく痛みそのものなのです。

私たちが日常もっとも力を入れて行っているのが、「痛みをとる治療」です。

近年「痛み」に関する研究は目覚ましい進歩を遂げています。「原因不明」とされてきた痛みにも、確たる理由があることがわかってきました。

そのなかで私たちが特に注目しているのが「センサーの異常による痛み」です。原因不明のさまざまな痛みは、肉離れや捻挫、骨折などによる「炎症」が原因ではなく、私たちの体に無数にある「痛みの受容器」が敏感になりすぎてしまったために起きていると考えられるようになったのです。

この本ではもっとも新しい痛みの治療法である「R-TP療法」についてご説明するとともに、いろいろな側面から「痛み」の正体をお伝えしたいと思っています。

「湿布も効かない」「注射も鎮痛剤も効かない」「このマッサージも効かない」「この整体も効かない」と、あちこちの治療院をさまよい、「効く」という方法をかたっぱしから試している方も多いでしょう。こうした方が、この本の中から、ひとつでもふたつでも治療の指針やヒントになるものを見つけていただければと思っています。治療の選択肢が広がることが多くの方の助けになると信じています。

「今はどこも痛くないよ」という方でも、ある日突然強い痛みが出ないとは限りません。この本をきっかけに、自分の体と向き合い、将来のために日々メンテナンスを行ってみてください。

本当は「痛みのないとき」「調子のいいとき」にこそ、時おりでも治療院を訪れておくことが一番いいのです。多くの方は痛くなってはじめて治療院に駆け込んでこられるのですが、治療者やセラピストが「この人の筋肉や腱、靭帯は、痛みがないとき、調子のいいときはどういう状態なのか」を知っておくと、治療が非常にスムーズになります。スポーツ選手が同じトレーナーに一定期間自分の体のケアをまかせるのは、そういう理由からです。一般の方も、痛いときだけではなく、ふだんからのメンテナンスをし続けることが大切です。

巻末にはご自宅でもできる痛みのケア方法を収録しました。痛みのない方も、ぜひあちこち自分の体をさまざまな方法で圧迫して、体の状態を知ってください。

「痛みのない人生」はすばらしいものです。

「一人でも多くの方が痛みから解放されますように」と願って私たちも日々研究、努力を続けていくつもりです。

森本貴義
北川洋志

もっとも新しい「痛み」の治し方——目次

第2章

第1章

痛みってなんだろう？

人は日々「痛み」に遭遇しながら暮らしていますが、それは小さな痛みから、大きな痛みまで実にさまざまです。仕事中に紙で指を切った、料理中に油がはねて火傷をした、立ち上がろうとしたら机の角に膝をぶつけた、スポーツをしていて足首を捻挫した、草むしりをしたら腰が痛くなった、徹夜で勉強をしたら肩がこった、というようなものから、胃が痛い、お腹が痛いなど内臓が原因で起きるものもあれば、原因のわからない頭痛や、我慢できない歯痛など、誰もがさまざまな「痛み」を経験します。

どんな痛みであれ、痛みというのは人間にとって不快なもので、苦痛を与えるものです。痛みは体が傷ついたことを知らせる黄色信号、つまり警告であると考えられてきました。もしも「痛み」がなかったら、人間は体が傷ついていることに気づかず、あるいは出血や腫れなどで気づいていても「たいしたことはない」と考えるでしょう。痛みが不快なものであるからこそ、人間は「体の危機」を感じとることができるのです。

生まれ持って痛みを感じない無痛症という病気の方は、この警告信号が正常に働かないので骨折や火傷を負ってもすぐに気づかず、診断や治療が遅れるため、感染症などの合併症で若くして亡くなることが少なくないと言われています。

同じケガでも痛みの感じ方は人によってまったく違う

痛みの感じ方には、非常に大きな個人差があります。たとえば同じ程度のケガでも非常に痛がる人と、気にもとめない人がいることは、経験上ご存じだと思います。

かつては「すぐに痛いと言わない人はがまん強い」とか「少しのケガですぐに痛がる人は大げさだ」「わがままだ」などと言われることもありました。

スポーツの世界でも「ケガをして練習ができない」と訴えれば「甘えるな」「サボりたいだけじゃないのか」と先輩やコーチに叱責され、痛みを口に出さずに頑張る人のほうが「えらい」とされるような風潮もありました。この傾向は今でも残っています。

実際にスポーツ選手のトレーナーをしていると、痛みの感覚は、まず競技によっても大きな違いがあります。たとえば同じ球技でもラグビー、野球、ゴルフの選手を比較すると、明らかに痛みに強い選手が多いのはラグビーで、野球がそれに次ぎ、もっとも弱い選手が多いのはゴルフです。ラグビー以外でも格闘技などコンタクトスポーツの選手は一般的に痛みに強い傾向があります。脱臼していても平然とプレーを続けていたり、本人が骨折に気づいていない、というようなことも珍しくありません。一方、ゴルフ選手の場合は、かなり小さな指の切り傷や、わずかな筋肉の違和感のようなものに対しても敏感で「痛い」と表現します。

もちろん同じスポーツを行う選手でも個人差は大きく、担当しているポジションによってもまた違います。野球の場合は、ピッチャーには痛みに対して繊細な感覚を持つ人が多いと感じます。指先の皮膚や筋肉、腱などについても、彼ら自身にしかわからないような複雑な感覚を持っている選手もいます。

ニュースで「先発投手が指の違和感を訴えて降板した」などと伝えられると「たいしたことはないんじゃないの？」と感じるかもしれませんが、投手自身の感じ方を本人以外に伝えるのは非常に難しいことで、結局「違和感」としか表現のしようがなくなっているのだと思います。

痛みに対して繊細で敏感なほうがいいのか、強いほうがいいのかといえば、やはり「あるていど敏感なほうがいい」ということになります。

一流の選手の多くは痛みに強い、という傾向はありますが、それはやはり「大きなケガ」を見逃すことにもつながりかねないからです。以前シアトル・マリナーズでトレーナーを務めていたころ、２００９年のシーズン初めにイチロー選手が胃潰瘍と診断されしばらく休養したことがありますが、彼は「なんとなく胃がムカムカする」という訴えていどで、食事も普通に摂っていました。出血をともなうような胃潰瘍の場合、普通の人であれば非常に強い痛みを感じ、食事どころではないはずなのですが、彼はそうは感じていなかったのです。

イチロー選手が非常に長く、高いレベルでのパフォーマンスを保ち続けたことはご存じのとおりですが、「痛みに強い」ということは、時に非常に危険なことでもあります。つまり痛みを感じにくいということは、警告信号に気づかないということでもあるからです。重症になるまでケガに気づいていなかったり、彼のように内臓のトラブルに気づきにくかったり、ということもあり得るということです。

痛みに対する強さとは「鈍さ」で、脳で痛みを感じるシステムが遮断されているということです。トップ選手は一般的に痛みに対する耐性が強い人が多いのですが、それは痛みへの感覚が麻痺しているということでもあり、だから多少不調があっても違和感があっても、気づかずに練習をしているうちに治ってしまう、ということを繰り返していることも多いように思います。

集中していると脳は痛みを感じにくくなる

競技に集中していると痛みを感じにくいということもあります。これは一般の人でもよくあると思いますが、集中して仕事をしている間はまったく感じないのに、仕事が終わったとたんに首や肩が非常に痛くなる、といった例です。ズキズキした痛みがあるときでも「痛み」のことばかりを考えずに、親しい人と楽しい会話をしたりするだけで、痛みは軽減します。

どこかをケガして痛いときに、痛くないところを自分で強くつねったりすると、ケガの部分の痛みがちょっと弱くなる、というのも同じことで、これもまた痛みとは「脳」が感じることだからこそ、起きることです。

スポーツの試合中になるとさらに顕著な例がよくあり、ラグビーの試合中に骨折していたにもかかわらずそのままプレーを続行し、試合が終了したとたんに動けなくなってしまうということはよくあります。練習中は痛みがあったにもかかわらず、どうしても出場しなければならないゲームに出場したら試合中はまったく痛みを感じない、ということもしばしばです。

もちろん試合中だけケガが治っていたわけではありません。試合に対する集中力が高まり、ケガによる痛みに意識がまったく向いていない状態になっていただけ。意識が向かないということは、ケガが治っていないのに脳が痛みを感じないということです。

一般のスポーツファンはつい「ケガをしているのにすごい」「ガマン強い」「えらい！」と感動して褒めてしまいますが、選手にとっては非常に危険なことでもあります。

痛みには「適度に敏感」が一番いい

ただ、プロのスポーツ選手にとって、ケガをしていても強い痛みがあっても、次の試合に出られるかどうかが人生の分かれ道、という状況もあり得ます。たとえば「ケガをしているので明日の試合は出られません」と言ったら確実に今日から2軍落ち、代表落ちというようなこともあります。こうしたとき、彼らはコーチにケガをしていることを隠し、痛み止めの処置だけをして出場することがあります。それが、彼らの体にとって、中長期的なパフォーマンスにとって、けっしてよくないことだとわかっていながらも、私たちトレーナーは「次の試合に出るためだけ」の痛み止めの処置をサポートすることもあるのです。

痛みの信号に気づかず、なんらかのトラブルを体内に抱えたままで競技を続けていくと、あるタイミングでパフォーマンスが急激に落ちることがあります。通常であれば、加齢にともなって少しずつパフォーマンスが下がっていくのですが、いきなり大きく落ちて、そのまま上向いていかない、ということも起きます。痛みに強すぎる人というのは、スポーツ選手に限らず危険をともなうことがある、ということは知っておいてください。

だからといって極端に神経質に、繊細になりすぎるのも問題です。スポーツ選手の場合だと、あまりに小さなケガを気にしすぎると、やはり練習の量も質も落ちてしまいます。また試合で結果が出ない理由をすべてケガであると考えてしまったり、時にはケガを言い訳にしてしまう、ということも起きます。

あるていどうまくケガに付き合いながら続けていかなくてはならないスポーツ選手にとっては極端に痛みに繊細で、用心深いということは、時としてマイナスになるケースも少なくないのです。

痛みへの耐性は、鈍感すぎず、敏感すぎず、という「ほどほど」が必要ということです。一般の人もこれはまったく同様で、長く続く痛みがある場合や、普段とは違う痛みに対しては敏感になり、そうではない痛み、たとえば原因がはっきりしている指の切り傷や小さな火傷、打撲によるアザなどについては極端に神経質になりすぎない、ということも大切です。

内臓が原因の危険な痛みの見分け方

痛みの強弱にかかわらず、それが「気にしなくていい痛み」なのか「気にすべき痛み」なのかを判断をするとき、最初に注意してほしいことは、自分の痛みが筋肉や骨などのケガによるものか、それとも内臓の病気によるものなのか、ということです。

本人は腰痛だと思っていたのに実は胃などの内臓に疾患があったり、背中のこりだと思っていたのに膵臓《すいぞう》や胆嚢の炎症だったということもあります。確定診断は専門家によって行われるべきですが、一般の方にもぜひ知っておいていただきたいことですので最初に書いておきます。

以前から、内臓に起きた炎症などによる痛みは、患部とはまったく違う場所に表れることが知られていました。内科学の専門書にも「内臓から起きている痛みは、痛みを感じている場所から判断してはならない」と記されています。

私たちの脳は、筋や腱、靱帯《じんたい》などの運動器からの痛みと、心臓や腎臓、血管から起こる内臓痛を区別して感じることができないのです。

実際に、腎盂腎炎や初期の心筋梗塞、胃潰瘍などの患者さんが肩こりや背中のこりなどを訴え、私たちの治療院に来院されることがあります。患者さんは、マッサージや鍼灸治療を受ければ治る痛みと感じられて来院されます。内臓疾患の治療と並行してのマッサージなどであれば問題はありませんが、内臓の痛みを運動器の痛みと勘違いしてしまうことは、重大な結果につながりかねません。

背中や腰に痛みが起きる場合がある内臓疾患は、心筋梗塞、狭心症、肺炎、気管支炎、肺結核、肺塞栓症、胃潰瘍、十二指腸潰瘍、膵炎、胆嚢炎、胆嚢結石、腎盂腎炎、腎臓結石、尿管結石などが知られています。さらに、肺・心臓・血管・膵臓・胆嚢の疾患は、肩関節の痛み、首や肩のこり感として、あるいは顎関節の痛みや歯痛として表れることもあります。

疾患ではありませんが、女性の月経時にも強い腰痛・背中痛が表れることがよくあります。ただ、通常の月経痛ではなく、子宮筋腫や卵巣嚢腫などが潜むケースもあります。

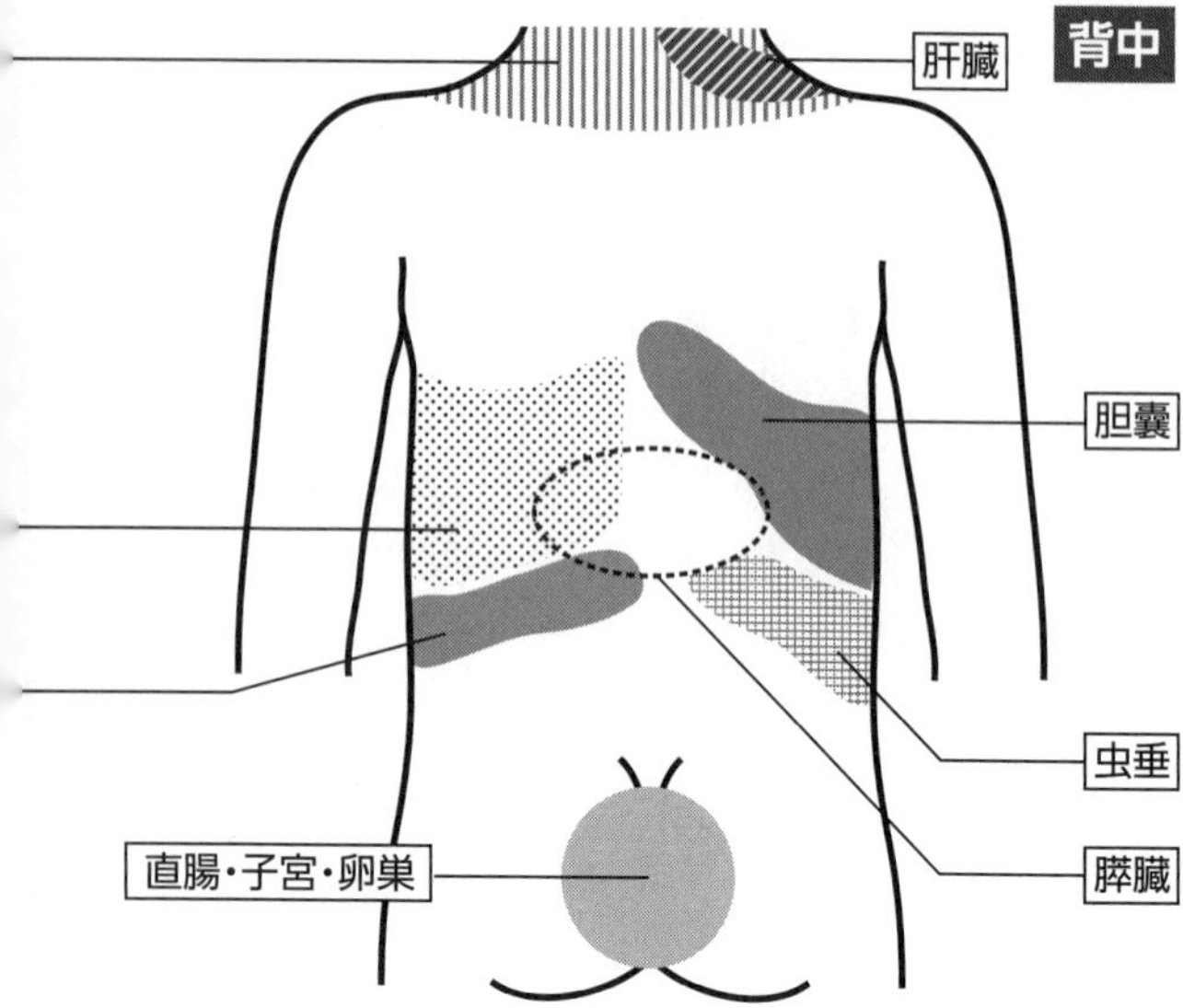

「どのへんが、どのように痛むと、どんな内臓トラブルが潜む場合があるか」について図で示しておきます。
　筋肉などが傷んでいるせいだと勘違いされやすい痛みの多くは「背中」「腰」に表れますが、「どの部分」と痛みの場所を本人がはっきりと言えない場合も多く「背中全体」「背中から腰にかけて」「肩から背中のほう」と、感じる場合もしばしばあります。

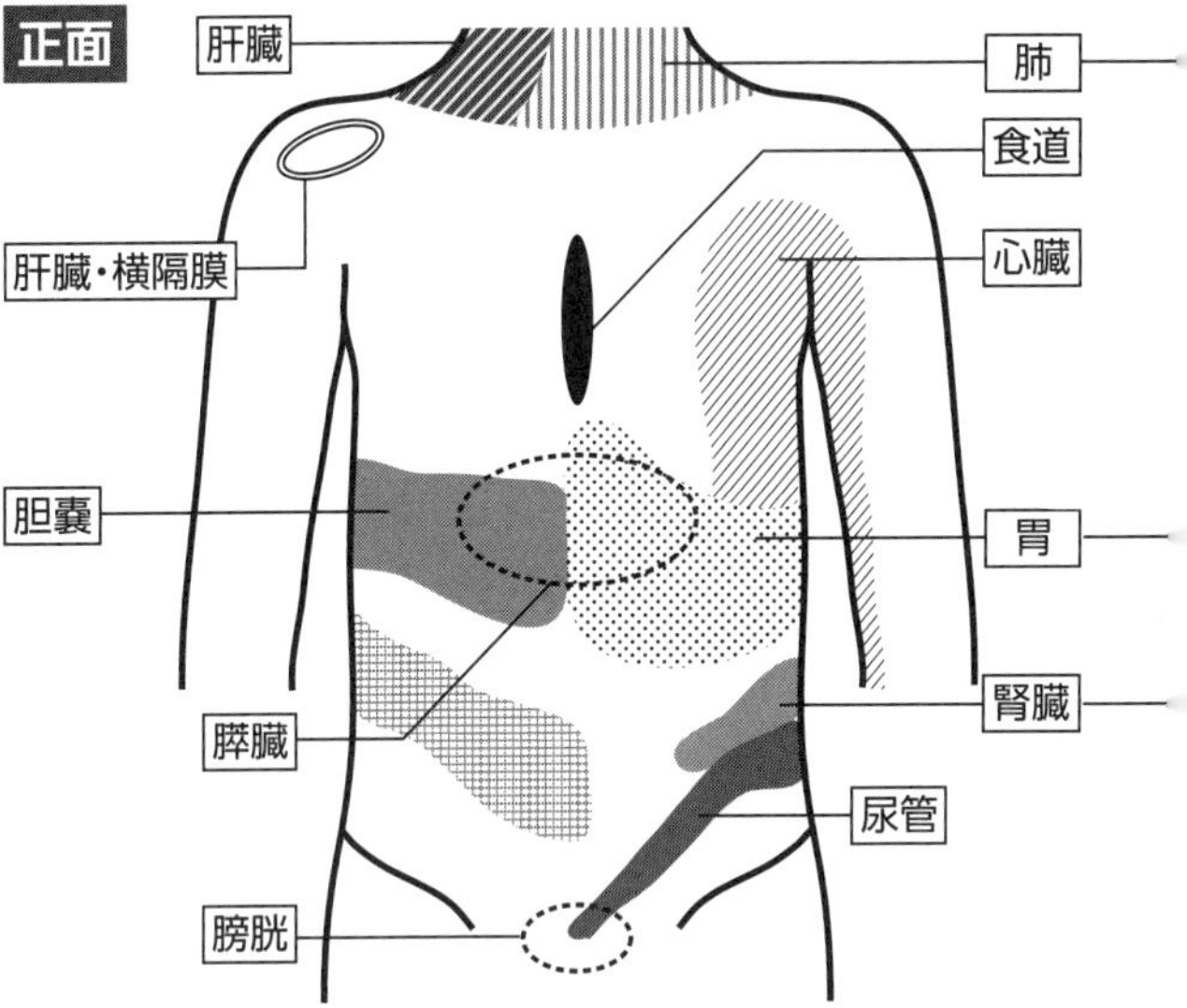

出典：佐藤優子，佐藤昭夫他．生理学第2版．東洋療法学校協会　編．医歯薬出版株式会社．P.252．
2011．【元論文：Hause EL, Pansky B. 1975.】
山口重樹，北島敏光．よくある関連痛とその診断．がん患者と対症療法．
21(2)．P.28(124)-35(131)．2010．

ただ、同じ内臓疾患があっても背中や腰に痛みが出ないこともあり、また図とは違う場所に痛みが出るケースもあり、さらに痛みの感じ方や表現の仕方も個人差が大きいので、あくまで参考にとどめてください。

女性であれば、「ズーンと重い月経時の腰痛」と、ぎっくり腰の痛みの違いは、経験上すぐに区別ができるはずですが、多くの場合「痛みの種類」だけで、すぐに原因を特定することは難しいと思います。

反対に、腰の奥のほうにある筋肉が傷んでいることを「胃痛」と感じて内科を受診して胃炎と診断されたり、背中の筋肉が傷んでいることを「胸の痛み」と感じて受診し、狭心症の疑いと診断されたという例もあります。

いずれにせよ、経験したことがないタイプの痛み、はっきりした原因がわからないのに急に起きた痛み、それが数日以上続く場合には、ただの腰痛、背中痛、肩こり、と片付けずに、内科を受診するという判断も大切です。

心臓や血管に原因があった場合などは、一刻も早く治療を受けることが大切です。しかし、それを肩こりや背中などの痛みとして放置し、早期に適切な治療が受けられなかった場合は、最悪の結果をまねく可能性もあります。

「仰向けに横たわっていても痛いかどうか」をまずチェック

痛みが起きている場合に、それが内臓から来ている可能性があるか、筋肉などの損傷によるものなのかをチェックするためには、まず運動と痛みの関係を知っておく必要があります。

まず最初に知っておくべき原則は、

「痛みは、原因を刺激すると生じる、または強くなる」

ということです。

痛みの原因が体のどこかにある場合は、その原因を刺激されると痛みが起こります。すでに痛みを感じている場合には、刺激されることによって、痛みはさらに強く感じるようになりますが、この当たり前のように感じられる原則を利用することで、今感じている症状が内臓から起こっているのか、運動器から起こっているのかが判断できます。

内臓の痛みか、運動器の痛みかを判断する際に用いる刺激は「運動」です。運動すると筋肉が動き、その動きによって生じた刺激が筋肉（筋膜）自体に発生し、筋肉の延長線上につながる腱や骨膜（骨を包む膜）にも伝わります。加齢や運動不足などによって体が硬くなっている場合では、反対側で引き伸ばされた筋肉や腱、靭帯にも刺激が伝わる場合があります。

しかし、運動によって刺激が伝わるのはあくまで筋肉などの運動器のみで、通常内臓まで刺激が伝わることはありません。

これを頭において「自発痛」があるかどうかを、まずチェックしてみてください。

自発痛とは「運動しなくても痛い」という状態のことですが、気をつけなくてはいけないのは、ここで言う「運動」とは、スポーツをする、歩くといった活動には限らないということです。「運動」というと普通は「体を動かすこと」を考えると思いますが、車の運転、デスクワークなどであっても、地球上にいる限りは常に重力がかかっているわけですから、筋肉はそれに対抗するために常に働き続けています。これも「運動」なのです。重力に対抗する筋肉群を抗重力筋といいますが、簡単にいえば姿勢を維持するために必要な筋肉のことです。生後すぐはこうした筋肉が発達していないために、すぐに立ち上がることができないのです。

座っているだけ、立っているだけでも、地球の重力は人間の体にかなりの負担をかけているということです。

自発痛があるかどうかを調べるときにいちばんわかりやすいのは、布団に入り仰向けになって力を抜いた状態です。この姿勢でも、まったく重力がかからないというわけではありませんが、仰向けであれば重力が分散し１カ所だけにかかりにくく、筋肉の働きは最小です。眠ってしまうと無意識の寝返りで筋肉を動かしてしまうことがあるので、起きている状態で痛みがあるかどうかを見てください。

静かに横たわった状態でも痛みがある場合、これは体内のどこかに炎症があることを示します。

「自発痛があるがゆっくりなら動ける」は内臓痛の疑い

肉離れ（筋断裂）や骨折の場合も当然炎症は起きていますが、急性期を過ぎて、当初のズキズキする痛みが治まった状態であれば「動かさなければ痛くない」のが普通です。体を動かすための機能を持つ筋肉などが傷ついているのであれば、体を動かさずにじっと仰向けに横たわっていれば自発痛はなく、しかし動くと痛い、ということになります。

しかし、内臓に病気がある場合は、仰向けに横たわっていても、痛みの強弱にかかわらず「ずっと痛い」状態が続きます。

内臓が原因の痛みの場合、内臓になんらかの炎症が起きていてそれが痛みの引き金になっていることがほとんどで、1日のなかで波はあっても常に痛みを感じている状態が続くことになります。

ただ、内臓が原因の場合は、「ゆっくりと動いても痛みは強くならない」という特徴があります。

内臓は体の奥にあるため、「ゆっくりと歩く」「ゆっくり立ち上がったり座ったりする」といった動作では刺激が伝わらないため、痛みは強くなりません。しかし、段差からジャンプしてドンと着地するなどの刺激を与えると奥まで刺激が伝わり、痛みは強くなるはずです。

私は大学生のころ突然の腹痛に襲われたことがありました。じっとしていても痛くて、なかなか痛みが治まらないため、家から駅まで歩き、電車に乗り、バスに乗り換えて30分近くかけて大学病院まで行った経験があります。検査の結果虫垂炎（正確には腹膜炎でした）で、即手術ということになりました。即手術が必要な状態になっていたにもかかわらず30分以上移動することができたのです。当時の担当医に「よくひとりで歩いて来られたものだ」と驚かれたものですが、ゆっくり、そーっと歩く移動なら、ガマンができないほどではなかったのです。

もちろん、ゆっくりなら動ける状態だったとしても、内臓が原因であることが疑われる場合は、けっして当時の私のようにガマンして歩こうとはしないでください。タクシーや救急車を呼ぶことをお勧めします。無理に動くことで炎症が悪化することもありますので、できる限り刺激を与えず、適切な専門医（わからない場合は内科など）を受診してください。

一方、内臓ではなく動作に関わる筋肉などが傷ついている場合は、自発痛がなくても動けば痛みが発生し、大きくあるいは速く動かせばいっそう強くなります。

●自発痛があるが、ゆっくりなら動いても痛みが変化しない
　↓内臓疾患の可能性がある
●自発痛はないが、少し動いても痛みが強くなる

↓筋肉などの損傷の可能性がある

ということを心にとめてください。

特に注意が必要な胸・お腹の痛み

胸部や腹部に重大な疾患があるときの強い痛みは、通常であれば筋肉の痛みと間違えることは少ないとは思いますが、命にかかわる場合もある大切なことですから知っておきましょう。

【危険な胸痛の特徴】

●突然発症し「痛みというよりも圧迫感が強い」場合

⬇急性冠症候群の可能性（なんらかの原因で血管が詰まり、心筋梗塞などを引き起こす可能性がある状態）

●「引き裂かれるような」「背中を移動するような」、あるいは間歇性《かんけつせい》（持続的ではなく、少し時間をおいて何度も襲ってくる）の場合

⬇急性大動脈解離の可能性

●呼吸をすると痛みが強くなる場合

⬇気胸、心膜炎、胸膜炎、肺炎の可能性

「ちくちく」「ズキズキ」と表現できる感覚の痛みの場合、心臓が原因であることは稀です。

狭心症の場合は胸痛の持続時間が20〜30分以内、心筋梗塞の場合は痛みがそれ以上続くことが多いとされます。

また、高齢者、糖尿病患者、女性では、訴えの内容が違っている場合が多いので、あくまで参考としてください。

【危険な腹痛の特徴】

	痛みの場所	その他
	胸骨の後ろ、首、顎	ストレス、寒さ、運動で起きることがある
	胸骨の後ろ、首、顎	同上だが、軽い動作でも表れる
	胸骨の後ろ、首、顎	心不全の兆候、不整脈をともなうことも
	胸骨の後ろ、心臓の下のほうに広がることがある	座ったり、体を折り曲げ前傾するとやや楽になる
	前胸部、背中、腹部にも痛みが広がることがある	失神、血圧に左右差が出ることも
	狭心症に似る	頸動脈にも痛みが拡散する
	胸の左右どちらか、背中、肩、腹部上部が痛む場合も	呼吸が速くなる、呼吸困難になる、微熱なども起きることがある
	患部の胸部が痛む	呼吸困難、低酸素血症なども起きる可能性
	片側だけ、特定の部分だけが痛むこともある	呼吸困難、咳、発熱、ラッセル音（喘息時に起きる呼吸）があることも
	胸骨下部、心臓下部	胃液の分泌を抑える薬で軽減、食後仰向けに寝ると悪化
	胸骨の裏側	狭心症に似ることがある
	みぞおち、心臓の下部	絶食や胃液分泌を抑える薬で軽減
	みぞおち、胸骨の下、腹部の右上（右季肋部）	脂質の多い食事の後に起きやすい

疾患の種類	疾患名	痛みの持続時間	痛みの性質
心疾患	狭心症	2〜10分	圧迫感、重い、焼けるような痛み（灼熱感）
	不安定狭心症	10〜20分	狭心症に似るが、それ以上の「重症感」がある
	急性心筋梗塞	30分以上のことが多い	狭心症に似るが、それ以上の「重症感」がある
	心膜炎	時間〜日の単位で胸痛が持続	鋭い痛み、刺すような痛み
大動脈疾患	大動脈解離	突然強烈な痛みが襲う	裂けるような鋭い痛み
	大動脈弁狭窄	狭心症と同様の発作が繰り返し襲う	狭心症に似る
肺・食道疾患	肺塞栓症	突然に発症し、数分〜数時間	呼吸すると痛みが強くなる
	気胸	突然発症し、数時間	呼吸すると痛みが強くなる
	肺炎・胸膜炎	不定	呼吸すると痛みが強くなる
	逆流性食道炎	10〜60分	焼けるような痛み
	食道痙攣	2〜30分	圧迫感、焼けるような痛み
消化器疾患	胃潰瘍、十二指腸潰瘍	食事で変動する痛みが持続する	焼けるような痛み
	胆嚢疾患	食事で変動する痛みが持続する	圧迫感、焼けるような痛み

参考文献：橋本祐二他「痛みを訴えたら（危険な関連痛や内臓痛）」Journal of Clinical Rehabilitation. 20(12). P.1149-1154. 2011.
※青木光広他「胸痛の器質的原因と同時に心因性もつめる」（『救急医学』29, 2005年）

●お腹の左右どちらかが痛い、痛みを感じる場所が比較的はっきりしている、「突き刺すような鋭い痛み」がある。さらに痛みのため動けない、あるいは「お腹を押すとさらに痛い」「押した手を離すとさらに痛い」「腹筋が硬くなっている」などの「腹膜刺激症状」がある場合

⬇腹膜炎の可能性

●激痛があり、仰向けで膝を曲げて痛みをこらえている場合

⬇消化管穿孔（腹膜炎）の可能性

●腹部右上、みぞおちが痛む場合

⬇急性胆嚢炎、急性胆管炎の可能性　※右肩や右肩甲骨部が痛む場合もある

●みぞおち、へそ部の激痛、背中が痛む場合

⬇急性膵炎の可能性　※膵炎の場合でも半数は背中が痛まない

●側腹部に数分おきに強い痛み（疝痛《せんつう》）が襲ってくる場合

⬇尿管結石の可能性

●みぞおちからへその周囲痛が起こり、次第に痛みが右下腹部に移動する場合

⬇急性虫垂炎の可能性

いずれの場合にも痛みが強い場合は、自分であちこち強く押すことはせずに、すぐに病院を受診してください。

痛いと感じる場所が「痛みの発生源」とは限らない

内臓の病気が背中や腰の痛みとして表れるケースについて説明しましたが、これは「関連痛」と言われる痛みのひとつです。

関連痛とは、傷んでいる個所とは違う場所で感じる痛みのことで、これは内臓の傷みが背中や腰などに表れる例だけではありません。

たとえば内臓ではなくても、体の奥のほうから起きる痛みは、原因となる個所とはまったく違う場所の痛みとして感じられることがしばしばあります。特に皮膚よりも奥にある筋肉、腱、靭帯、骨などの損傷による「深部痛」といわれる痛みは、「痛い」と感じる場所が不明瞭だったり、まったく違う場所に感じられることがあります。

多くの人が経験していると思いますが、体の表面、つまり皮膚に傷ができた場合は「ここが痛い」と本人が指さすことができるのに、「肩こり」「腰痛」などについては、痛みの個所を非常に広く感じることが多く、「ここが痛い」と、指で指し示せないことが多いでしょう。皮膚より下の、傷が自分の目で見えない場所が傷ついている場合では、実際に感じる痛みは患部より非常に広いものだったり、患部とは別の場所だったりすることが当たり前のように起きます。

これが「関連痛」というものです。本人も「どこが痛いのかよくわからない」「どこもかしこも全体的に痛い」と感じたり、本人は「このへんが痛い」と訴えていても、実際の患部は少し離れた場所にある場合も多いのです。

「背中と思ったら胃が原因だった」「腰痛だと思ったらお尻の筋肉が原因だった」というのはその典型例です。

「肩こり由来の頭痛」は痛み止めが効きにくい

アイスクリームやかき氷を食べたときに頭がキーンとして痛くなる現象は「アイスクリーム頭痛」と呼ばれるもので、誰もが経験したことがあると思いますが、これも関連痛のひとつです。アイスクリームなどの刺激によって本当に冷たくなっているのは咽頭ですが、そこで感じている刺激の信号を、脳がこめかみなどの痛みと「間違える」ことが原因と考えられています。

また、肩こりによって起きている頭痛の場合も、頭痛薬を飲めば一時的に痛みは和らぎますが、肩のこりのほうをほぐさないと、根本的な解決には至りません。くわしくは後述しますが、「肩のこり」と「肩のこり感」は違い、肩周辺の筋肉を触って「こり」があっても、「こり感」をまったく感じない人もいます。そのかわりに、関連痛が頭痛として表れているという場合もしばしばあります。つまり本当は肩の筋肉が痛みの刺激を出しているのに、本人は肩こりを感じずに頭痛だけを感じている、という状態です。

本人は肩が原因とはまったく思わず、「頭痛薬を飲んでおこう」という判断をしてしまうわけです。

体のどこかに、痛みの原因になる損傷が起き、損傷を受けた場所とは離れた場所に痛みが表れる現象はしばしば起きます。本人が「痛い」と感じているのは明らかにA地点なのに、原因はB地点にあり、AとBがかなり離れていることもあります。肩の後ろ側に原因があるのに痛みは肩の前側に感じることもあれば、背骨の右側に原因があるのに痛みは左側に出ることもある。さらに膝の内側のケガが外側の痛みとして感じられることもあります。

関連痛のなかで、一番危険なのが、先ほど紹介した「内臓が原因で背中や腰が痛んでいる」ことに気づかず、内臓の治療が遅れてしまうというケースですが、幸いにも原因が内臓ではなかったとしても、痛む場所と原因になっている場所が違っていると、痛みを感じている場所をいくらマッサージしたり鍼を打っても治療効果が出ません。なかなか効かないからと、痛む場所の周辺に強い刺激を与え続けていると、マッサージによって新たな炎症が起きてしまう可能性もあります。

とは言うものの、自分が「痛い」と感じている場所が間違っていると言われても、本人は確かにその場所に痛みを感じているわけですから、「痛みの原因はそこではありません」と説明されて「なるほど」とすんなり納得できる人は少ないでしょう。治療者として日頃からこうしたことを患者さんに説明している私たちでさえ、自分自身の痛みとなると「原因は痛い場所にある」と思い込んでしまいがちです。

なぜそんなことが起きるのでしょう。

どこに湿布を貼ればいいのかわからない！

ここで「痛みの場所の感じ方」について、もう少しお話ししてみようと思います。

治療に訪れる患者さんから「湿布はどこに貼ればいいですか?」と聞かれることがよくあります。こうした患者さんの話をよく伺ってみると、

「腰が痛くて、ここに治療をしてもらいに来る前、整形外科に行って湿布をもらったのですが、お医者さんからは痛い場所に貼ってくださいと言われました。痛いところと思

うところに湿布を貼ってみたら、そのときは確かに少しラクになったような気がしました。でもしばらくしたら、なんだか少し間違っているような気がして貼る場所を5センチくらいずらしてみた。今度はいいかな、と思ったらやっぱり違うようで……。そんなことを繰り返しているうち、どこに貼ればいいのかさっぱりわからなくなってしまいました」

ということでした。

同じような経験がある方もいるのではないでしょうか。どんな痛みであっても、なかなか「ここだ！」というところをピンポイントで見つけるのは難しいもので、間違いなくここが痛いと思って湿布を貼った、あるいはツボ押しの器具を使って押してみたが効果がない、ということはあると思います。

「やっぱりプロにもっと強く押してもらわないとダメなのかなあ」とあきらめてしまう人も多いと思いますが、強さの問題よりも、この場合は押す場所、貼る場所が原因になっている箇所とはズレているのです。

脳は「見たいもの」しか見ていない

人間の感覚というのは繊細なようで、意外に大雑把な部分もあります。特に目で見ることができない部分についての情報は非常に曖昧になりがちです。脳に伝わるさまざまな知覚情報の約8割以上は視覚によるものとされています（『感覚生理学』ロバート・F・シュミット／金芳堂）。

聴覚、嗅覚、味覚、触覚に比べ、視覚情報というのは非常に膨大で、「目に入ったものすべて」を脳で処理することは不可能です。ある風景をじっと1時間くらい見ていた場合でも、なんとなく視界に入ってはいるものの、まったく脳が認識していないものもたくさんあります。

「バスケットコートのゴリラ」という有名な実験があるのをご存じでしょうか。これは1999年にハーバード大学でクリストファー・チャブリスとダニエル・シモンズが行ったものです。

かれらは1分30秒ていどのビデオを制作してそれを集まってもらった数多くの人たちに見せました。

ビデオには、まずこんな文字が現れます。

「白いシャツを着た人が何回バスケットボールをパスしたか数えてください」

そして、画面には白いシャツを着た人が3人、黒いシャツを着た人が3人登場し、動き回りながら、2つのバスケットボールを使ってパスを始めます。そしてビデオが終わると画面には
「パスは何回でしたか?」

そして
「パスの数は15回でした」

という文字が。

正解した人がひと安心すると、こんな文字が現れます。

「ところで、ゴリラがいたことに気がつきましたか？」

実は、ビデオには6人の男女が動き回ってパスをしている最中、画面の右からゴリラの着ぐるみを着た人物が登場し、ゆっくりと画面を横切って消えていく姿がしっかりと映っているのです。しかも、ゴリラは画面の中央で立ち止まり、カメラのほうを向いて両手で胸を叩くしぐささえ見せています。

この実験に参加した人の約半数は、ゴリラの登場にまったく気づきませんでした。気づかなかった人にあらためてもう一度ビデオを見せると、ゴリラの見落としが信じられず、「これはさっきのビデオとは違うビデオだ」と言う人さえいたそうです。

つまり脳は「視覚」から入った情報をすべて処理できるわけではなく、認知すべきと考えたものだけを選択的に認知している、ということです。脳が認知できなければ、それは「見えない」のとまったく同じです。実験の参加者は、2つのバスケットボールと白いシャツの人だけに意識を集中していたため、それ以外の要素である「ゴリラ」を認識できなかったのです。

実際のビデオはこれです。

https://www.youtube.com/watch?v=P-PP35A0vHw

読者の皆さんはすでに、画面にゴリラが登場することを知っているので、テストにはなりませんがぜひ見てみてください。「まさかこのゴリラに気づかないことがあるとは」と驚くはずです。

ここでわかるのは、網膜に映る情報はあまりにも膨大で、人間の脳では処理できないほどであるということです。人間が感じるさまざまな感覚の多くは、脳が視覚情報を選択的に処理することで生まれてくるということになります。

人間の脳は、外部から入る情報の8割を占めるとされる視覚情報さえも１００％処理できません。

残る2割、つまり視覚以外の、聴覚、嗅覚、味覚、触覚はそもそも情報の総量自体が少なく、特に「ケガ」の情報がこれらの感覚に訴えることは、ほとんどありません。極端に言えばケガをしても「見えない場所ならあまり痛くない」「気づかない」ということすら起こります。「ケガを見たとたんに痛くなる」ということもあり得ます。「視覚」と「痛み」というのは非常に密接に関わっており、痛みの感じ方の強弱、痛みの位置についても「見えるか、見えないか」が強く影響するのです。

原因が見えないところにあると「どこが痛いのかわからない」

切り傷や火傷などによる皮膚の痛みは「体表痛（表在痛）」と呼ばれ、痛みの部位は他の部位に比べて非常に明瞭であるとされています。みなさんも、この痛みについて勘違いすることはないと感じていることでしょう。

皮膚に擦り傷や切り傷があれば、痛みを起こしているのは傷口であり、痛みを発しているのはこの傷口だということがわかりきっているのですから「どこが痛いのかよくわからない」などということはないはずです。

しかし皮膚の場合も、痛みの場所がはっきりわかるのは「目に見えるから」こそなのです。

痛みが起きていない場合であっても同じです。暗い部屋の中で、または目をつぶったまま、誰かに指先で体のどこかを押してもらうとそれがよくわかります。相手が実際に触れた場所と、本人が「ここに触れた」と感じる場所は、大きくずれることがあります。たとえば肘と手首の真ん中あたりを触っているのに、もっと手首に近い部分に触れられていると感じたり、背中のちょうど中央あたりを触っているのに、腰に近い部分だと思ったり、ということが当たり前のように起こります。ぴたりと一致することのほうがまれなのです。ためしにやってみてください。ケガをしないていどに、爪楊枝の先などでちょっと皮膚を押してもらうと、それはさらに明確になります。手や足の指のいずれかをちょっと押しても、見えない状態だと左右は認識できても「どの指を押されたのか」はわからないことがあると思います。

また、夏場寝ているうちに、皮膚を蚊に刺されたときを考えてみましょう。「痒み」も痛みの仲間と捉えられるので同じものと考えてください。刺されて痒くなるのは皮膚なので、刺された場所（痒みの原因になる場所）はすぐにわかりそうなものです。

しかし暗闇で寝ているとき腕を蚊に刺され、痒みで目を覚ましたとしましょう。眠いけれど痒くてたまらない、と感じたあなたはウトウトしながらも腕をポリポリと掻いて痒みを落ち着かせようとします。さてそのときに、あなたが掻いている場所は、ピンポイントで「刺された場所」でしょうか？　ほとんどの人は「刺されたあたり」をかなり広範囲に掻いているはずです。掻いてはみたものの、痒みが落ち着かず、結局明かりをつけて「どこを刺されたんだろう」と刺された場所を確認して、あらためて刺された個所を集中的に掻いたり、痒み止めの軟膏をつけた人もいるのではありませんか？

つまり目に見える表在痛（蚊の場合は痒みですが）であっても、視覚の情報がなければ、私たちは「痛みの発生源」を正確に感知することはできないということです。

表在痛の場合でも痛みの原因が「見えるか」「見えないか」が大問題なのです。表在痛は明るくするとか、背中ならばケガの個所を鏡などで見ることができれば、痛みの発生源を間違えることはありません。しかし、最初にお話しした「内臓」はもちろん目に見えません。それが、「痛む場所」を自分で正しく感じ取ることができず、まったく違う位置の痛みと感じてしまう大きな理由となっています。

視覚の影響が及ばない暗闇での感覚や、背中や口の中、皮膚の奥にある筋肉や内臓からの感覚は、視覚以外の残りの2割で補わなければなりません。普段2割分の働きしかしていない感覚で、すべてを補いきることは到底できないのです。そのため、見えない場所の痛みは皮膚であっても場所を間違って感じてしまうのです。

足の小指をぶつけるのは脳が足の位置を1センチ間違えているから

私たちはよく足の小指を、椅子や机の脚などにぶつけて非常に痛い思いをすることがありますが、これもまた視覚に関係があります。足の小指は通常視覚にまったく入らず、ほとんど見えていないわけですが、私たちは「だいたい」の感覚で、足がぶつからないように障害物をよけながら動いています。それでもときおり「小指をぶつける」ということが起きるのですが、これは体の位置とそれを感じ取る脳の感覚のズレに原因があります。

産業技術総合研究所の小林吉之教授らのグループは、「人が体性感覚によって知覚している足部の位置と実際の足部の位置の間には一定量の誤差（知覚誤差）があり、それがつまずきの一因となっている」という仮説に基づいて、若年者、高齢者を対象とした実験を行いました。その結果、感覚のズレは各年代ともに認められ、足の外側（つまり小指）の部分については、世代間で多少の違いはあるものの、約1～2センチ、実際の位置よりも「内側にある」と感じていました。つまり「小指の位置はここ」と思って動き回っているにもかかわらず、実際の小指はもうちょっと外側にあるため、障害物にぶつかりやすいということになります。

※人が知覚している足部位置と実際の足部位置との誤差の特性『日本機械学会論文集』（77巻783号、2011年）

実際には小指だけではなく、足全体の位置認識がズレているのですが、ぶつかりやすいのは足の外側にある小指です。視覚に入りづらい足の小指の正確な位置の感覚はズレやすく、しかも靴を脱いだ室内では、それが「痛い」だけではすまず骨折してしまうこともあるというわけです。この「ズレ」については、NHKの人気番組『チコちゃんに叱られる！』でも紹介されて話題になったようです。

体のどこに原因があるにせよ、痛みを感じるのは「脳」です。脳の仕組みは実に精密ですが、その脳も「痛み」については「意外にあてにならないことがある」ということも知っておいてください。

「ケガ→痛み」の「経路」は1つではない

さて、私たちが治療を行っているのは、ほとんどが「皮膚の下」つまり見えない場所、ただし内臓以外が原因の痛みです。内臓に原因がある場合は私たちの治療範囲ではありませんから、できる限り早期に気づき、疑いがある場合には内科などの受診をお勧めすることも大きな役目のひとつです。

その上でマッサージ、ストレッチ、鍼灸などの治療対象になるのは、筋肉、筋膜、骨膜、腱、靭帯などですが、これらもまた、本人にも治療者にも見えない皮膚の下に原因がある痛みです。炎症が皮膚に比較的近い場合もありますが、かなり深い場所の場合も少なくありません。

見えない場所に損傷がある場合に、脳が「痛みの場所を間違える」ことが多いことは、ここまでお話ししてきた通りですが、腰痛であれ肩こりであれ、それをよく理解した上で治療を行うことが、まず私たちにとって、またみなさんにとって非常に大切だと考えています。

人間が痛みを感じるシステムというのは非常に複雑ですが、ごく簡単に言えば、まず細胞膜などに備わった「受容器」と言われるセンサーが刺激を感じ取り、それが神経を通って脊髄、脳へと伝わります。脳のなかには、その感覚が生じた場所と、それに反応（対応）する体の「地図」があり、反応した場所によって、痛みの場所が特定できると考えられてきました。「地図」あるいは「路線図」と思ってもいいでしょう。脳は、刺激と脳内地図を照合して、「どこが痛いのか」を特定しています。

それは全体としては正しく、だからこそ私たちは目を閉じていても自分の手や脚がどのあたりにあるのかを認識できます。しかし、脳には内臓の明確な地図はないとされ、私たちはどこに肝臓や膵臓があるのかといったことをきちんと自覚することはできません。痛みが起きたときに初めて意識することになるのですが、こうした刺激の伝達地図は、実際には1種類だけではなく、さまざまな「経路」があることが、わかってきています。実際にケガをした個所があっても、脳はそこを「始発駅」と考えず、隣の駅を「始発」と認識することもあります。そのため、もともと場所を認識しにくい内臓の炎症が、まったく別の場所の痛みとして感じられることもあるのです。

「ここをケガした」だから「こういう痛みがケガした場所に出る」という一般的な神経の経路だけではなく、痛みを感じる経路は「ケガをした個所」からだけではなく、ケガの周囲にある筋肉や皮膚、さらに体の動きによって生じる感覚による情報や、体の左右から伝わってきた情報、さらに視覚からの情報など、じつにさまざまな感覚情報を統合して「痛みを感じる場所」が決まることがわかってきています。

皮膚の痛みの場合、痛みの原因は傷として目で見ることができるため、皮膚の傷口からの情報が多少間違っていたとしても、その情報は非常に強い情報である「視覚情報」によって修正されるために、痛みの位置を間違えることはあまりありません。しかし、原因が見えない環境になってしまうと、視覚による補正、情報の統合ができなくなってしまい、痛みを感じる場所を間違ってしまうことがあります。

その結果として、痛みの発生源とは違う場所に痛みを感じるという伝達ミスが起こり、それが「関連痛」という形で表れるのです。

つまり関連痛は、痛みの原因が目で見えない場所にある場合は、どんなケースであっても起こり得る「位置の錯覚」と言えます。

脳はニセモノの腕を自分の手と勘違いする

ここでまたひとつ面白い例を紹介しましょう。それがラバーハンド錯覚（Rubber Hand Illusion）と言われるものです。人の脳は、皮膚や筋肉、関節などで起きる痛みなどの感覚、動きの感覚、そして視覚などさまざまな経路からの情報を統合して、それに反応しながら体の環境を整えようとしています。そのなかの情報としてもっとも影響力が強いのが視覚ですが、この実験結果を見ると、そのことがさらに明確にわかります。

用意するものはゴムなどでできた「ニセモノの手」（ラバーハンド）と筆記用具、そしてついたてです。

被験者は机の前にある椅子に座り、机に自分の左手を置きます（どちらの手でもかまいません）。その横にニセモノの左手を置き、自分の左手と、ラバーハンドの間についたてを置きます。

この状態で、さまざまな実験を行うのです。被験者はついたての右側に置いてあるニセモノの左手だけを見ていることとします。

まず誰かに、2本の筆を使って、本物の左手と見えているニセモノの左手を、同時に同じ動きで撫でてもらいます。もちろん、感覚があるのは見えない本物の手だけなの

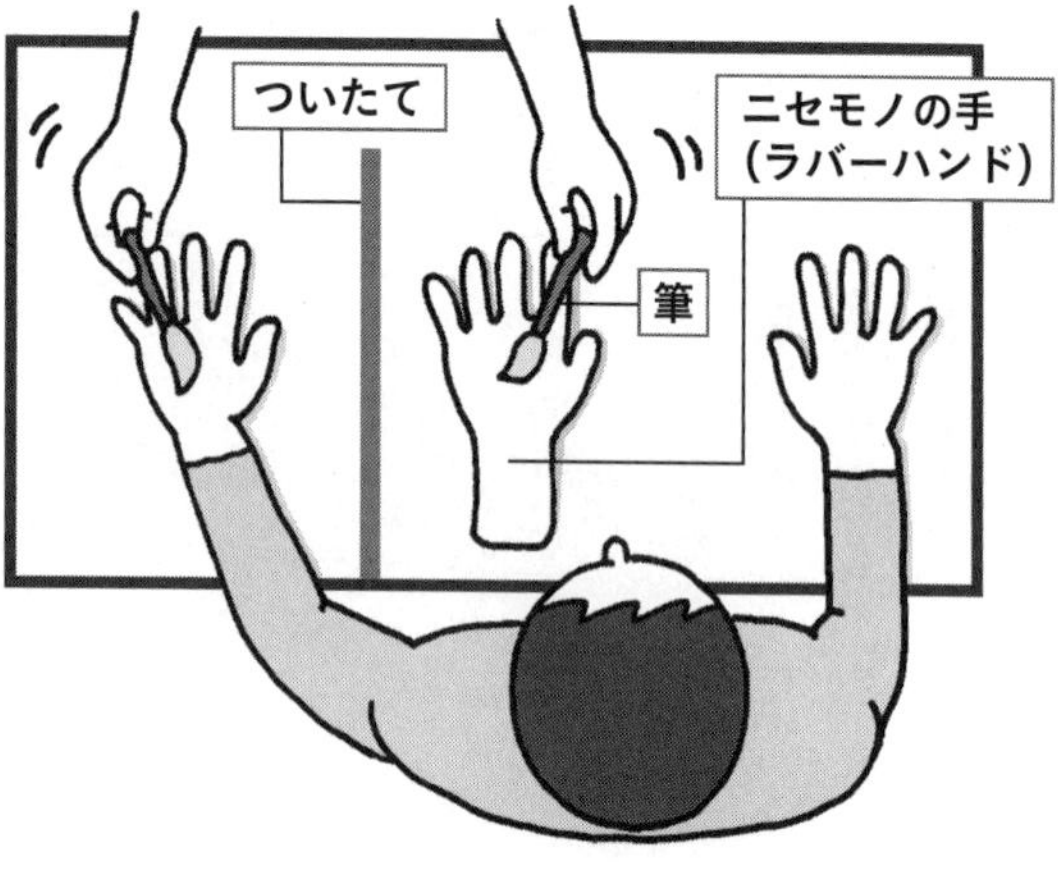

ですが、しばらく続けていくうちに被験者は、見えているニセモノの手から感覚が生じているようになっていきます。

さらに金づちなどで、思い切りニセモノの手を叩くと、被験者は思わず体を後ろに引いて避けようとします。見えているニセモノの手を、自分の手のように感じている証拠です。

自分自身の手を撫でられているという触覚の情報と、筆で撫でられているニセモノの手を見ているという視覚情報を脳で統合しようとすると、当然そこには矛盾が生じます。脳がなんとか整合性を取ろうとした妥協点が「ニセモノの手を自分の手の一部として理解する」ということです。脳が「見える」という条件を優先して、ニセモノの手を体の一部のように錯覚したことになります。これは視覚が脳に与える影響の大きさを知る上で非常に面白い実験です。

実験を続け錯覚の影響が強くなっていくと、だんだんに本物の左手は、ついたてをはさんだ位置にあるニセモノの左手に近づいていく傾向があり、さらには錯覚が起きている最中は、本物の左手の皮膚温度も下がっていくことも報告されています。

※G. L. Moseley他「Psychologically induced cooling of a specific body partcaused by the illusory ownership of an artificial counterpart」『米国科学アカデミー紀要』Vol. 105, 2008.

失った手や足が痛む「幻肢痛」

来院される患者さんのなかには「痛みやしびれが、体の外にまで広がっていると感じる」と訴える方もいますし、ケガや病気で脚や手を失った場合にも、切断の傷が癒えてからも、失われた脚や手に痛みや痒みを感じる「幻肢痛」（ファントムペイン）がしばしば報告されます。この痛みは強く、しかも慢性的に長く続くことが多く、四肢を切断した患者さんの深刻な後遺症のひとつです。

幻肢痛の治療には、さきほど紹介したラバーハンド錯覚に似た方法が用いられます。これは『脳のなかの幽霊』（角川文庫）などの著書でも知られる世界的な神経科医・ラマチャンドラン博士が考案した方法で、ミラーボックスセラピーと呼ばれるものです。

左手を失った人が、存在しない左手に幻肢痛を感じている場合で説明しましょう。まず、真ん中を鏡で仕切った箱を作り、鏡の右側に自分の右手を入れます。鏡に自分の右手が映るようにして上から見ると、あたかも本物の左手が存在して両手があるかのように見えるわけですが、その状態を保ち、右手を開いたり閉じたりといった動作を続けると幻肢痛が和らぐというものです。

幻肢痛が起きる仕組みや、ミラーボックスセラピーによってなぜ痛みが和らぐかについては、まだすべてが解明されているわけではありません。しかし、この方法によって「ないはずの痛みを」感じている脳をもう一度錯覚させることで、誤作動が修正されると考えられています。

この方法は、片側の腕や脚に麻痺などがあり、思うように動かせない症状がある場合にも応用されます。こちらは、脳に「両方の手を自由に動かせる」と錯覚させることでリハビリテーションに有効であると考えられています。

痛みは「警告信号」とは限らない

こうしたさまざまな実験などから、痛みというのは「脳」が感じるもので、必ずしもケガや病気の警告信号とは限らないことがわかってきています。

警告信号としての痛みは「原因」が明確にある場合に機能していますが、必ずしもケガや病気などの原因がない、あるいは特定できないにもかかわらず痛みが続く場合もしばしばあるということです。

人間が生活する上で痛みという感覚は非常に重要なものですが、痛みの原因が特定されれば警告信号としての役割は終わります。ケガをしたために痛みがある場合は、まず原因であるケガを治療し、同時にすでに役割を終えた痛みを取り去るための処置が必須です。切り傷ならば感染症を抑えるために消毒し、場合によっては縫合して患部を保護し、感染予防のための抗生剤を服用するといった治療が行われ、同時に痛みをとるために鎮痛剤が処方されることもあります。傷が順調に治っていけば鎮痛剤を飲まなくても痛みはなくなるというのが普通の経過です。

しかし痛みの原因の治療後に痛みだけが長引いてしまう慢性疼痛と言われるものは、幻肢痛などに限らず、非常に多くの人にとっての問題になっています。慢性疼痛で生じる痛みには警告信号としての役割がなく、「痛みそのものが」治療すべき疾患になっているという状態です。

たとえば、ごく身近な例を挙げるなら、肩こりや腰痛に代表されるような体の痛みは、特に慢性化しやすく、長引きやすい種類の痛みです。

「ケガの後遺症」のようにはっきりと原因があって、治療後に痛みだけが長引くというケースだけではなく、原因そのものが特定できないというケースもあります。レントゲンやＭＲＩで調べても、異常は見つからず、それでも歴然と耐え難い痛みが続いているということもあるのです。実は、腰痛の約８割は原因が特定できない、とも言われています。

不思議なことに、レントゲンやＭＲＩでまったく同じような「異常」があった場合でも、非常に強い痛みがあると人と、まったく痛みを感じない人もいます。

第2章

「受容器の異常」という第4の痛み

侵害痛、神経痛、心因性疼痛は代表的な3つの痛み

次に痛みの分類について説明します。少し専門的になるので、興味がない方は飛ばして読んでください。

痛みの分類方法はさまざまで、痛みの原因がある場所から区別する体性痛や内臓痛、痛みを感じる期間から区別する急性痛と慢性痛などがあります。

時と場合によって説明しやすい分類法を用いられることが多いですが、

①侵害受容性疼痛（以下侵害痛）
②神経障害性疼痛（以下神経痛）
③心因性疼痛

という3種類で考えられることが一般的です。中枢性疼痛を上記に加える場合もあり

ます。

侵害受容性疼痛というのは、手術やケガなどによる炎症が原因となって起こる痛みで、身近に起こる痛みでもっとも多い痛みです。神経障害性疼痛は、神経自体に傷がついたことが原因で起こる痛みで、いわゆる神経痛です。心因性疼痛というのは、侵害痛でも神経痛でも説明できない痛みで、心理的な要因が大きく関係している痛みをこう呼びます。

痛みの種類によって治療方法が変わりますので、自分の感じている痛みがどの種類なのかを知ることは、痛みをとるために大切です。

それぞれの痛みをもう少し詳しく説明していきましょう。

①侵害受容性疼痛（侵害痛）

この痛みは神経の一番はしにある受容器（レセプター）というセンサーのようなものが刺激されることで生じるのですが、センサーにはさまざまな形をしたものがあり、伝える感覚によって異なっています。

何かに触れているという「触覚」や、押されているという「圧覚」など、痛みをともなわない感覚を伝える神経の末端にあるセンサーは機械受容器と呼ばれ、痛みやこり感などの不快な感覚を伝える神経の末端にあるセンサーは侵害受容器と呼ばれています。

手術やケガなどが原因で炎症が起こり、この侵害受容器が刺激されて神経が興奮することで生じた痛みが侵害痛と呼ばれるものです。

受容器と刺激は鍵と鍵穴の関係にあり、受容器によって反応する刺激が異なります。侵害受容器というセンサーを刺激する物質というのが、ケガなどによって体の組織が傷つき、炎症が起こることで作られた発痛物質や炎症物質でブラジキニン、ヒスタミン、セロトニン、アセチルコリン、炎症性サイトカインなどがあります。

受容器がこれらの物質に刺激されることによって痛みが起こりますので、まず、これらの刺激物質が取り除かれれば痛みが消えることになります。

病院で処方されたり、薬局で売っている痛み止め（非ステロイド性抗炎症薬）は、侵害受容器を刺激する物質が作られるのを防ぎ、痛みを抑える効果を持つものです。

侵害痛には皮膚の切り傷、捻挫や打撲、骨折などの身近な運動器疼痛から関節リウマチ、尿管結石や胃の痛みなどの内臓器疼痛などさまざまなものが含まれています。
首や肩のこり感、寝違えの痛み、腰や膝の痛みなど運動器の痛みも侵害痛に含まれると考えられています。

侵害痛は日常生活で遭遇することの多いもっとも身近な痛みで、体が傷ついたことを知らせる警告信号の役割を持つと言われています。これまで侵害痛を感じたことがないという方はいないと思います。

②神経障害性疼痛（神経痛）

神経自体が傷ついたことで起こる痛みを神経痛と呼び、侵害受容器への刺激が出発点ではない痛みです。神経の損傷は手術や外傷によって起こるものもあれば、帯状疱疹後神経痛のようにウイルスの感染によって起こるものまで原因はさまざまです。神経痛は神経の損傷の程度や範囲によって痛み方が決まりますので、時間がたってから痛む場所が変化したりすることはほとんどありません。神経痛には帯状疱疹後神経痛や三叉神経痛（顔面神経痛）、手根管症候群、坐骨神経痛や胸郭出口症候群などが含まれます。神経には脳や脊髄などの中枢神経もあり、脊髄損傷や脳卒中によって起こる神経痛もあります。

③心因性疼痛

原因がないにもかかわらず痛みを感じる場合や、原因があったとしても訴えている痛みをその原因だけでは説明できない場合など、心理的な要因でしか説明することができない痛みを心因性疼痛と呼びます。しかし心理的なストレスがあるから、精神症状があるからといって、感じている痛みがすべて心因性疼痛ということにはなりません。心因性疼痛は「痛みがあったときの状態」が脳に記憶されていたり、脳が体の状態を錯覚してしまったりして起こる痛みと考えられています。

過去に感じたケガなどの痛みの記憶が強く残っていると、傷はすでに治っているのにその後も長く痛みを感じます。幻肢痛もこの部類に入ります。

もちろん、どのような痛みでも心理的な要因は必ず関係しています。嫌なことがあったときには普段から感じている痛みが悪化することがあり、反対に嬉しいことがあった場合には痛みが軽減することがあります。運動や趣味に熱中しているときには痛みを忘れることもあります。痛みを感じている脳の領域はいろいろなことに影響されるのです。

そこで最近では「痛みだけを気にして生活の質を落とすのではなく、痛みがあっても〝これはできる〟ということを探して行動に移し、できる行動をどんどん増やしていこう」と、痛みに対する向き合い方を変え、誤って感じている体の状態を正しいものに戻そうとする考え方が主流です。

レントゲンで異常がなくても「痛いものは痛い」

痛みは、急性の疼痛と慢性の疼痛に分類されることもあります。ケガなどの場合の痛みは一般的には急性期に強い痛みが出て、それがケガの治療、治癒につれて少しずつ薄れ、やがて消えるという経緯をたどりますが、ケガが治癒したにもかかわらず痛みがずっと消えない場合は、慢性疼痛・難治性疼痛といわれます。ケガに限らず、肩こり、腰痛などに代表される体の痛みは一般的に長引きやすく、慢性化しやすいと考えられています。すべての痛みを長引かせないためには、体の「痛み」の特徴を知り、できるかぎり早期から適切な治療を受けることが重要です。慢性化させないためにも、慢性化してしまったものに対しても、マッサージや鍼灸、ストレッチなどによる治療、および3章以降で詳述する「受容器」に対する治療アプローチが有効と考えられます。

慢性疼痛の代表的なものが、腰痛などです。読者のなかには、捻挫、骨折、腰痛など、運動器に痛みを感じて病院に行き、痛みのある場所をレントゲンやＭＲＩ（磁気共鳴画像）、ＣＴ（コンピュータ断層撮影）などで検査した経験がある方もいるでしょう。

検査の結果、骨の変形や椎間板のヘルニアなどが見つかれば、「これがあなたの腰痛の原因です」と診断されるのが通常です。

ところが、検査で異常が見つからない場合、患者さんがいくら痛みを訴えても、「異常はありません」や「原因はわかりません」で終わってしまうことが少なくありません。ひどい場合には、痛みを訴えている患者さんに問題があるかのようなことを言うお医者さんもいるようです。しかし最近では、レントゲンやＭＲＩで骨の変形やヘルニアなどが見つかったからといって、必ずしも痛みの原因にはならないことがわかってきました。

逆に、画像上で異常がないからといって「痛いのは気にしすぎるせいだ」などと言うのも大きな間違いだということもはっきりしてきました。

実際に脳波を測定すれば、患者さんが実際に強い痛みを感じているということがわかるようにもなったのです。

医学の進歩は速く、技術もますます高度になっています。検査機器の精度も上がり、これまでは画像で捉えることができなかった組織や骨の変形も、はっきり目で見ることができるようになり、それらを痛みの原因と考えて新しい治療法が開発されています。発見された体内構造の異常を修復する手術などを行えばかなりの確率で痛みはまったく感じなくなるはずです。椎間板ヘルニアであれば、椎間板のはみ出した部分を切除する、脊柱管狭窄症であれば骨が変形して狭くなった部分を広げる、変形性膝関節症であれば変形した骨を削るか人工関節に換える手術が成功すれば、原因自体がなくなったことになります。

しかしそれでも痛みがなくならないことがあります。いくら診断技術が上がっても、新しい治療法を用いても効果はなかなか上がらない、ということがしばしば起きているのです。

腰椎固定術、した人もしない人も結果は同じ

こうしたなかで近年注目されているのが「生物心理社会モデル」という考え方です。検査でわかる異常だけではなく、心理的な要因も、痛みを生み出す重要な原因のひとつだと捉えるものです。

ケガはすっかり治っていて、レントゲンなどではまったく異常が見つからないにもかかわらず痛みがなかなか治らない「慢性疼痛」といわれる痛みに対しては、年齢や生活環境、社会的立場まで考慮した心理的な要因に対するケアが大切だという考え方が主流になりつつあるのです。

腰椎椎間板ヘルニアは、手術をしても腰痛が残ることが多いのですが、その腰痛に対しては、再度手術をして痛みをとる「腰椎固定術」という治療法が、現在でも主流です。

しかし腰椎椎間板ヘルニアに対する手術後腰痛が1年以上続いている患者さんを、腰

椎固定術治療をしたグループと、手術をせずに「認知行動療法」と「運動療法」を組み合わせて治療したグループを比べてみると、１年後の腰痛の改善度には差がなかったという研究結果があります。

腰痛固定術の手術をしてもしなくても結果に差がないのであれば、痛みの原因と考えられている「構造の異常」は本当の原因ではないということになります。構造の異常が原因でなければ、手術をしても意味がないということです。

手術によって痛みがなくなった場合であっても、それはプラセボ効果の可能性があります。偽物の薬でも、お医者さんに「これはよく効く薬だ」と説明されて飲むと本当によく効くことがあり、これをプラセボ効果と呼びますが、手術でも同様のことが起こると知られています。つまり術後に痛みがなくなった場合でも「手術までしたんだから治っていないはずがない」という思い込みで痛みが消えたということも実際にあるのです。患者さんにとっては喜ぶべきことですが直接的な手術の結果ではありません。

たとえば非常に信頼しているお医者さんに相談して「心配ありません、だいじょうぶですよ」と声をかけられただけで痛みが消えることがあるというのも同じことで、これはしばしば起きることです。だからこそ、医薬品メーカーが薬の治験を行う場合にも、グループを2つに分け、どちらのメンバーにも「これこれの効果がある薬だ」と伝えておき、実際には、片方のグループには本物の薬を、もう一方のグループにはまったく薬の成分の入っていないものを飲んでもらう、という方法をとります。プラセボ効果の可能性を差し引いた上で、薬品本来の効果を見極めるためのものです。

プラセボ効果の例に限らず、痛みと心理的な要因とは大きな関係があるとした、生物心理社会モデルの考え方は、なかなか治らない慢性疼痛や難治性疼痛に対して、特に有効であると考えられます。

検査上見つかった異常を治療しても治らなかった痛みには、心理的な要因が大きく関係していたと考えることが多くなってきています。

つまりこうした場合に「痛みの原因は実際には存在せず、脳の誤作動の結果である」と考えるのです。脳が痛みの場所を勘違いすることがある、ということについては、ここまでにも説明しましたが、場所の勘違いだけではなく、原因がなくなっているにもかかわらず痛みを感じるという誤作動もしばしば起きる、ということなのです。その痛みは非常に多くの人を悩ませています。

このような痛みは、脳が誤作動を起こしていたり、脳が当時の痛みを記憶していたりして、現在も痛みを感じてしまっている状態と考えて、慢性疼痛や難治性疼痛と診断されるようになってきています。

見逃されるほど小さな損傷がなぜこんなに痛いのか？

内臓が原因ではない、筋肉の断裂や椎間板ヘルニアなどの所見もない、という場合に心因性以外で考えられる原因のひとつは「見逃し」です。近年、画像診断技術などは非常に進歩していますが、これまであまり重要視されてこなかった軟部組織、つまり筋肉や腱、靱帯、骨膜などに痛みの原因が存在している場合は見逃されて「異常はありません」と診断されてしまうことがあります。筋肉や腱、靱帯が切れたり、骨が折れたりすれば、それが痛みの原因であることは患者さん自身にも明らかで、レントゲンを撮ればさらに詳しく損傷の状態が明確になるのですが、特に運動器が切れたり折れたりしていない場合、たとえ痛みがあっても、ごく小さな筋肉などの損傷であれば、精査もされず、その部分についてはあまり重要視されてこなかったからです。レントゲンを撮って「折れていないからだいじょうぶです」「腱は切れていないのでだいじょうぶですよ」となり、「少し安静にすれば痛みはなくなります」と痛みが強ければ痛み止め、そして湿布薬を出して終了、という治療しか行われないことが現在も多数です。

筋肉の奥の小さな損傷だけではなく、腱や靭帯、骨膜の炎症などが、見落とされていることもあります。痛みがあるままだと、痛い部分をかばう動作を続けることになり、そのためにケガをした場所とは別の部位が痛くなる、といったことも起こり得ます。その結果、肩や腰などの痛みが慢性化することもあるのです。

ただ、そうは言っても、見落とされるほどに小さな損傷による痛みというのは、通常であればそれほど強いものにはならないはずです。しかし、小さな損傷でも非常に強い、動けないほどの痛みを感じる人もいるのです。

肩こりや腰痛は、ケガや手術の後遺症だけではなく、日常生活の姿勢やクセなどが長く続くことなどによっても起きます。この場合も患部が赤くなったり、熱を持ったり、腫れたりするほどの炎症があることは、まずありません。

しかし、こうした肩や腰の痛みが慢性化して続くようになってしまうと、さらには「中腰になると非常に痛い」「首を傾けただけで痛い」など、本来、痛みを感じないはずの些細な動作で非常に強い痛みが生じるようになります。普通に考えればケガが大きければ痛み物質・炎症物質が大量に出るため痛みも強く、ケガや炎症が小さければ痛みも弱くなっていくはずです。それなのに、なぜ大きな炎症がほとんど、あるいはまったく認められないのに、本当に小さな動きだけで強い痛みを感じることがあるのはいったいなぜなのでしょうか？

触ってはいけない痛み、触ってもいい痛み

前述のとおり痛みは侵害痛、神経痛、心因性の痛みの3種類で考えられることが一般的で、筋肉や腱、靱帯から生じる痛みも、肩こりも侵害痛に含まれます。侵害痛は普段の生活ではもっとも身近な痛みで、切り傷や火傷、捻挫や打撲、骨折など、体が傷つい

たことを知らせる警告信号の役割を持つとされています。しかし、首や肩のこり感、寝違えの痛み、腰や膝の痛みなど「マッサージなどで治る痛み」も、切り傷と同じ「侵害痛」なのでしょうか？　肩関節のケガなどによるものであれば侵害痛ですが「切り傷と通常の肩こりはタイプが違う痛みなのではないか」ということは誰にでも想像がつくのではないでしょうか。

切り傷や捻挫の痛みがある場合にその患部を触られれば、誰でも「痛っ！　そこ触らないで！」となると思います。炎症を起こしている個所は刺激すれば治るどころか悪化します。痛みが強い場合に、患部をわざわざ刺激する人などいません。

一方、腰痛や肩こりなどの場合はどうでしょうか。腰が痛いときや肩がこったときに誰かにマッサージしてもらったとしましょう。腰痛や肩こりの患部は目では見えませんが、腰の痛いところ、肩のこり感がある場所に指が当たると「あっ、そこ！」という感じがするので、患者さんにも患部の場所がわかると思います。これが、腰痛や肩こりなどの痛みの「発生源」を押されたときの反応です。ピンポイントで押されると当然痛みを感じます。

ただ、その痛みは傷を触られたときのような鋭い痛みではなく「ズーンとして、気持ちがいい感覚」をともなっているので、むしろ「もっと刺激されたい」気持ちになることが多いでしょう。いわゆる「痛気持《いた》ちいい」という感覚です。さらにポイントを押し続けてもらうと、もともとの痛みはだんだん軽くなっていきます。

痛みを感じているときは誰でも、自分の痛いところを確認したいという欲求がありま す。「背中全体がどこもかしこも痛い」と感じていた痛みを「あ、そうだ、そこが痛いんだ」と明確に感じることは、それだけである種の気持ちよさ、安心感にもつながり、それに加えて「痛いところを押さえると、痛気持ちいい感覚があり、その後で楽になる」ことを経験的に学習することで、自分でも揉みたくなるし、治療院などに通おうという気持ちになるのです。

悪化するのがわかっていてわざわざ患部を刺激してもらいに行く人はいません。私たちは同じ痛みであっても、それを無意識に区別して、病院に行って薬をもらうべき痛みなのか、マッサージや鍼灸院、接骨院に行って刺激してもらったほうがいい痛みなのかを判断しているのです。

つまり「触ってはいけない痛み」と「触ってもいい痛み」があるのです。

この2つの痛みの違いは「受容器」にあります。受容器が刺激されることで脳は痛みを感じますが、受容器とはいわばセンサーです。刺激の強弱によってセンサーは反応し、それを脳に伝えます。

しかし、損傷がないのに痛みを感じる、あるいは非常に微細な損傷なのに強い痛みを感じることがあるのは、この受容器のセンサー機能そのものに異常がある、と考えられるのです。つまり原因が「炎症で刺激量が増えたこと」ではなく、「センサーである受容器に異常が起こり敏感になりすぎたことで生じる痛み」と考えられます。いわばキッチンの火災報知器が、居間で鍋料理を食べただけで鳴り出してしまうようなものです。鍋の熱で警告音を出す必要はないのにブザーが鳴り出すのと同じように、警告としての痛みは必要ないほど傷が小さい、あるいはごく小さいのにずっと痛みが続くことがある、ということです。

治療をしても痛みが治まらず「慢性疼痛」「難治性疼痛」と診断された痛みのなかには、この受容器の異常が原因というケースが数多く含まれていると思われます。

現代医学において、神経痛を除く運動器の痛みは、すべて手術やケガ、骨の変形やヘルニアなどによる炎症によって生じるものと考えられてきました。そのため急性痛でも慢性痛でも炎症を抑える痛み止めや湿布が処方されます。

しかし、受容器に異常が起こったことで生じる痛みの場合、そもそも炎症が起こっていない、あるいは起きていたとしても顕微鏡レベルの微細な炎症、つまり痛みの原因にはなり得ないレベルのものにすぎません。そのため、炎症を抑える効果のある痛み止めを服用しても期待した効果は得られないのです。

腰痛や肩こりなどの際に、痛み止めを飲んでも湿布を貼ってもあまり効果がないということを経験した方もいると思いますが、これも受容器の異常が原因になっている可能性があります。

受容器の異常は、血液検査やレントゲンやＭＲＩなどの画像検査をしても特徴的な異常所見は見つかりません。心因的な痛みについての理解は近年深まってきていますが、「受容器の異常によって生じる痛み」は現代医学ではポッカリと穴が開いたように、見落とされてしまっているように思えます。

刺激することで治る「第4の痛み」

つまり受容器の過敏化による痛みは触っても（刺激をしても）いい痛み、炎症が原因で生じる痛みは刺激してはいけない痛みということになります。同じ筋肉から生じた痛みであっても、この2つの痛みは区別して考える必要があります。

現代医学では、捻挫や切り傷、肩こりも、同じ侵害痛と捉えているのですが、私たちは痛みの種類が違うものとして捉えています。肩こり、腰痛などに代表されるような「刺激をすることで痛みがなくなる」という特徴を持っている痛みは、「触っていい痛み」であり、本来もっと早い段階で触っていれば、刺激による治療をしたほうが消えた可能性の大きい痛みということです。こうした特徴を持つ痛みは、一般的に言う侵害痛、神経痛、心因性の3つに分類されるなかでは特異なもので、第4の痛みと言っていいでしょう。私たちは運動器の痛みには、炎症性の侵害痛と、受容器が異常を起こした非炎症性の痛み（第4の痛み）の両面がある、と考えて治療にあたっています。

ミオパチー（Myopathy）やニューロパチー（Neuropathy）という言葉を聞いたことがある方もいるでしょう。ミオパチーは「Myo（筋肉）」と「pathy（病）」を組み合わせた単語で、筋肉が原因になった疾患の総称です。ニューロパチーは「Neuro（神経）」と「pathy（病）」を組み合わせた単語で、神経が原因になった疾患の総称です。受容器の異常が原因の痛みは、「Recepto（受容器）」と「pathy（病）」を組み合わせたレセプトパチー（Receptopathy）と呼んでもいいのではないでしょうか。

受容器の過敏化、センサー異常が原因であれば、痛み止めはほんの気持ち程度にしか効果がありません。

そうしたケースに効果を発揮するのが、私たちが行っている「過敏化した受容器のエリアを刺激する」という治療法です。同じ筋・筋膜、腱、靱帯、骨膜の痛みであっても、痛みの種類を区別して治療法を選ぶことが必要なのです。

ただし、これも後で詳述しますが、同じ肩の痛みであっても、その原因はさまざまで、実際に筋肉が断裂や炎症を起こしていることもありますから、すべての肩こりは「触っていい」「刺激で治る」と思い込むのは危険です。私たちは、肩こりで来院された患者さんでも、治療にあたる際に問診や触診などで原因を探り、内臓に原因があると疑われる場合はもちろんのこと、あきらかな断裂、炎症がある場合には必要に応じて内科や整形外科の受診を勧めることもあります。

筋肉（筋膜）、腱、靭帯、骨膜から生じた痛みが、捻挫や打撲など通常の侵害痛であれば、まずは従来通り痛み止めや湿布などの炎症を抑えるための治療法が有効だからです。

私たちが行うのは、主に「刺激すると痛気持ちいい感覚」をもたらすタイプの痛みの治療ということです。

過敏化した受容器、R-TP（受容器トリガーポイント）

このようなセンサー（受容器）の異常によって起こる痛みの原因になっている個所を、私たちは「受容器トリガーポイント」または「R-TP」（Receptor Trigger Point）と呼んでいます。これが第4の痛みの正体です。

もともと、一般的に知られるトリガーポイントという用語は「筋・筋膜性疼痛症候群」（MPS）の「発生源」として知られています。

MPSというと、聞き慣れないかもしれませんが、要は筋肉が原因で体のどこかに痛みやしびれなどを引き起こす病気の総称です。

そして、このMPSの痛みやしびれなどの症状を生じさせる原因のことを、トリガーポイント（TP）と呼んできました。トリガーとは「引き金」のことです。

TPは従来、痛みの原因になっている筋肉のこり、しこり、つまり「筋硬結」と考えられてきました。これは触ってみるとグリグリとした硬い部分、グミのような塊で、大きさや形、皮膚からの深さはまちまちです。みなさんが耳にしたことのある「トリガーポイント」というのは、この「しこり」のことを指すことがほとんどだと思います。肩こりなどの場合は、周辺の筋肉の硬結、つまり「ぐりぐり」を揉みほぐせば治る、というポイントです。

しかし近年「トリガーポイントとは＝筋肉の硬結（こり）である」という考え方から、「トリガーポイントとは＝受容器の過敏化である」という、パラダイムシフトが起こっています。筋肉の硬結（こり）と考える従来のトリガーポイントと区別するために、本書では後者のことを受容器トリガーポイント（R‐TP）と記載します。

つまり、筋肉に物理的なしこりなどの硬結があるかないかにかかわらず、痛みのトリガー（引き金）になるのは受容器の過敏化であるという考え方です。

この本では、主に「受容器の異常」が起きているトリガーポイント、つまり「受容器トリガーポイント」（R‐TP）についてお話しします。

痛みを発する部位に「こり」が実際にある場合も多く、こりがある筋肉のなかに、受容器異常によるトリガーポイント（R‐TP）ができているという状態です。しかし痛みがあっても目立った「こり」がない、あるいは「こり」とは少し離れた場所の受容器が過敏化している、という場合もあります。

●TP（トリガーポイント＝従来のトリガーポイント）
⬇硬結、炎症によって生ずる侵害痛
●R‐TP（レセプタートリガーポイント＝受容器に異常のあるトリガーポイント）
⬇硬結の有無にかかわらない、第4の痛み

典型的な痛みの悪循環

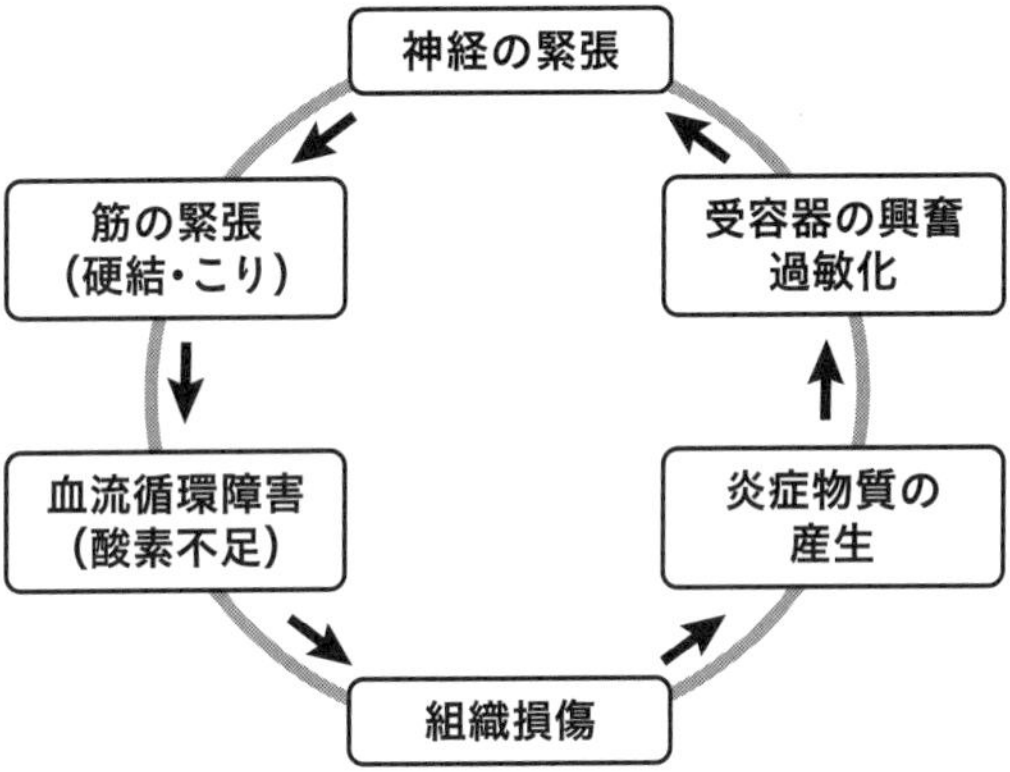

なんだかわかりにくい、という方のほうが多いと思いますので、従来のＴＰ（トリガーポイント）の意味と、あらたな捉え方のＲ－ＴＰ（受容器トリガーポイント）についての違いをもう少し説明します。

従来考えられてきたＴＰ（トリガーポイント）は「筋肉のこりやしこり＝硬結」です。硬くなった筋肉が原因で周辺の血液循環が悪くなり、その結果、患部に炎症が起きて痛みが生じると考えられています。

呼吸によって空気中から取り入れた酸

素は、肺から血液に移動して全身をめぐりますが、血液の循環が悪くなると細胞は酸素不足になり危機的な状況になります。そこで体は炎症を起こすことによって、血液をその場所に集めようとします。炎症も体を守るための仕組みのひとつなのです。その結果、痛みも起きます。痛みが起きると周囲の筋肉はさらに緊張して固まり、血液循環はさらに悪くなるという悪循環が始まることになります。

したがって、これを治療するには、筋肉のこりをほぐし、それによって血液の循環を改善すれば、炎症も治まり、痛みもとれるというのが従来のトリガーポイントの治療です。

患部の痛みをとるための方法として、代表的なものが、ストレッチとマッサージです。トリガーポイントになっている筋肉内のしこりをマッサージやストレッチで刺激して血液の循環を改善させることを目的としたもので、これはもちろん実際にこりがある場合は痛みを和らげる効果のある方法です。血流改善のためにお風呂に入って患部を温めるといったことも効果があります。

しかし、R-TP（受容器トリガーポイント）は、「炎症をともなうこり」ではなく

「受容器の過敏化」ですから、こりが存在していない場合には血流を改善しても効果は表れないことになります。

腰痛や肩こりに代表される慢性化しやすい体の痛みは、発赤や腫れ、熱感が見られないのに、日常生活で痛みを感じずに行っていた些細な運動で痛みが生じるようになります。

つまり、このような痛みを治療するには、炎症を抑えて刺激量を減らすのではなく、異常を起こした受容器そのものを治すことが必要と考えられます。こりの治療ではなく、受容器の治療を行うことを、「受容器トリガーポイント療法（Ｒ－ＴＰ療法）」と呼んでいます。

「こり」よりも「痛み」をとるＲ－ＴＰ療法

これは「受容器が痛みの引き金になっている」と考える治療です。過敏になった受容器を正常な状態に戻せば、しこりのあるなしにかかわらず、痛みは軽減していきます。

そのために必要なことは、適切な場所に適切な「刺激」を与えることです。治療法はマッサージ、鍼灸の鍼《はり》を刺す、整形外科やペインクリニックで注射をすることなどによる「刺激」ですが、いずれの場合も「こりをとる」ことが目的ではなく「痛みをとる」「受容器の過敏化を正常に戻す」ことを目的とした治療法ということになります。こりがある場合も、こりがなくて受容器だけが過敏化している場合も、マッサージや鍼灸といった実際に行われる治療法自体は大きく違いません。

「こりはとらなくていいのか」と思うかもしれませんが、実は筋肉に「こり」があっても、「こっている感じ」「痛み」がなければ、基本的には大きな問題ではありません。もちろん痛みがなくても筋肉のこりはないほうが望ましく、痛みが出る前のメンテナンスはお勧めしますが、ここでは「慢性的な痛み」をとる治療について考えていますので、「痛くないこりや硬結」についてはちょっと忘れていてください。これについては4章でご説明します。

まず知っていただきたいことは、肩こりや腰痛など「揉んでもらえば楽になりそうな気がする」タイプの痛みは、「こり」そのものよりも、周辺の受容器の過敏化が原因であることが多い、ということです。こうした痛みはマッサージや鍼灸の刺激によって受容器を正常化させれば和らぎます。マッサージなどは、血液の循環をよくすることで患部の炎症を抑える効果がありますが、炎症がない場合には、炎症自体が痛みの原因ではありませんから、血流をよくするための治療だけでは痛みは消えません。

靭帯・腱・骨膜でも起きる受容器の過敏化

過敏化した受容器であるR－TPは、多くの場合筋肉のなかに見つかりますが、最近では筋肉だけではなく、腱や靭帯、骨膜にも見つかっていることが報告されています。

通常、患者さんも治療者の側もこうしたポイントは筋肉のなかにあると思いがちですが、筋肉以外でも受容器の過敏化が起きることがわかっています。けれども、おかしなことに筋肉以外の場所での受容器の過敏化は、痛みとは関係ないものと考えるのが常識になっているのです。従来のトリガーポイントは筋肉の硬結であると長く考えられ、慢性化した痛みは「筋・筋膜性疼痛症候群」という病名でくくられていたせいではないでしょうか。

「MPS＝筋・筋膜性疼痛症候群」という診断名は1980年代、ジャネット・トラベルとデビッド・シモンズという医師が発表した『筋膜性疼痛と機能障害　トリガーポイントマニュアル（Travell & Simons, Myofascial Pain and Dysfunction: The Trigger Point Manual）』という本で初めて紹介されたものです。

筋肉などの軟部組織が引き起こす痛みもある、ということを世間に認識させ、これまで考えられていた関節や骨などの変形が痛みの原因だという考え方から抜け出すために非常に重要な役割を果たしました。しかし、この「筋・筋膜性」という病名のせいで筋肉以外は関係ないかのように考えられるようになってしまったという側面もあるようです。痛みの発生源は筋肉だけではなく、腱や靭帯、骨膜にもあることがわかってきた現在、受容器の過敏化が原因となる痛みは「筋肉・筋膜」よりもう少し広い範囲で捉えていく必要があります。

つまりこれは従来のトリガーポイント療法が効かないとされ、見逃されてきた腱や靭帯、骨膜の痛みも、筋肉同様の治療を行えば治る痛みだったということを意味します。

痛みを出さない「沈黙のR－TP」と、痛みの原因になる「責任R－TP」

受容器自体はすべての人の体に無数に備わっていますが、それが常に痛みの原因になっているわけではなく、正常に機能していれば少し押しただけで痛いと感じることはありません。何も悪くなっていない場所を圧迫したときに人間が感じるのは「押されている」という圧覚だけで、鍼灸治療の鍼を刺しても痛みを感じることなく、皮膚の下で鍼が動いているという感覚だけが生じます。

しかし、まったく同じ力で、受容器の過敏化が起きている場所を圧迫したり、鍼灸の鍼を刺したりすると「鈍痛（痛気持ちいい感覚、堪える感覚、深部にズーンとひびく感じ）」という痛覚が発生します。ここが、受容器の異常を起こしているR－TPであることがわかります。

普段の生活ではまったく痛みを感じていない場所にも、こうした受容器異常のポイントは体中のあちこちに存在しています。圧迫するなどの刺激を与えられると「痛気持ち

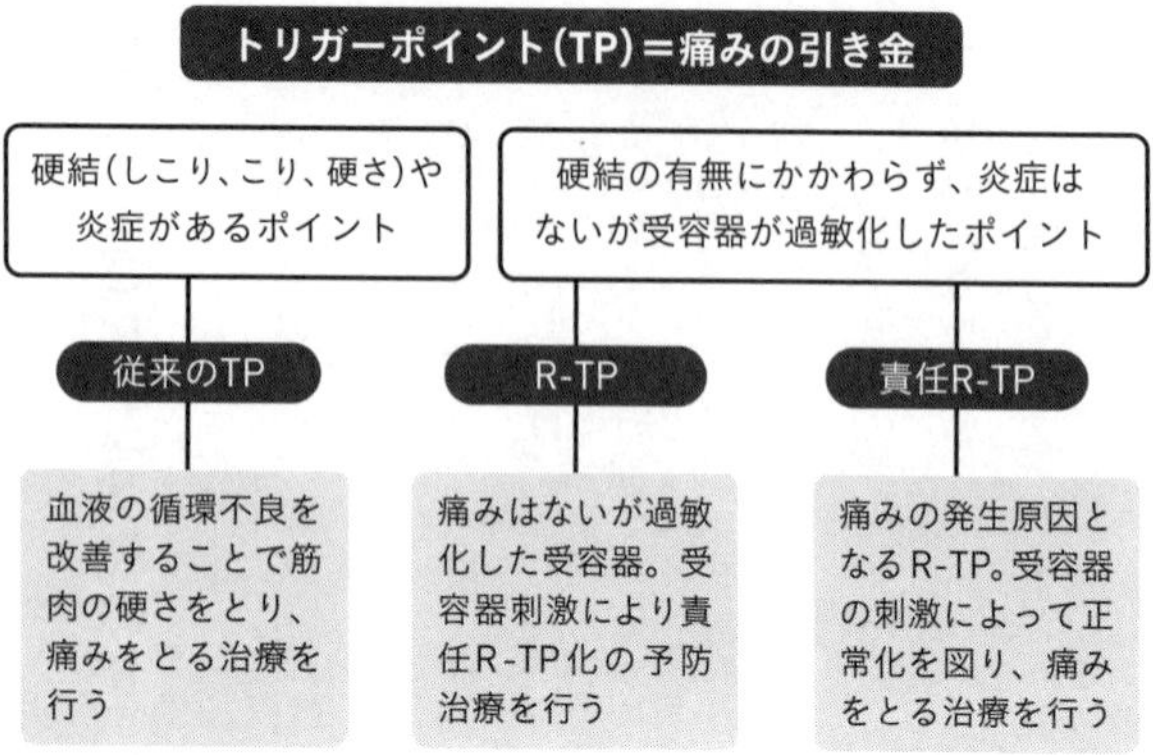

※硬結のなかにR-TPが存在するケースもある

いい」鈍痛の感覚はありますが、横たわっていても痛いという自発痛はありません。

しかし、圧迫するとズーンとした鈍痛が生じるR-TPは、大人なら全身のあちこちに存在していますし、小学生ぐらいの年齢の子供からも見つかっています。しかしその年齢の子供が痛みで悩んでいることはほとんどありません。みなさんも痛みがなくても、自分で体のあちこちを押してみるとズーンとした鈍痛（R-TPから生じた痛み）が起こって、痛いような気持ちいいような感覚が起こる場所が見つかるのではないでしょうか。自分の指で、肩と首の間の筋肉などを、同じ力であちこちゆっくりと押しながらためしてください。ふだん肩こりを感じていなくても、誰にもこうしたＲ－ＴＰはあるのです。

しかし、受容器の過敏化によって生じた痛みのために、日々の生活に支障が出ている方もいます。

つまりはＲ－ＴＰと言っても、いくつかの種類があり、普段は痛みを生じさせない「沈黙のＲ－ＴＰ」と、普段から痛みを生じさせて日常生活に支障を生じさせているやっかいなＲ－ＴＰがあるのです。私たちは後者を「責任Ｒ－ＴＰ」（Responsible Trigger Point）と呼んでいます。

Ｒ－ＴＰはささいなきっかけで悪玉化する

Ｒ－ＴＰ由来の痛みを感じている人には、責任Ｒ－ＴＰが体のどこかに存在していま す。痛みとは関係のない沈黙のＲ－ＴＰをいくら治療しても痛みの原因ではないので効果は見られません。体のどこかに存在する責任Ｒ－ＴＰを探し出して、治療を行うのがＲ－ＴＰ療法です。

まだ痛みを起こしていないR—TPは圧迫すると「ズーンとした圧痛」「痛気持ちい圧痛」ですが、すでになんらかの痛みを起こしている責任R-TPは圧迫すると、これらに加えて、「現在感じている痛みと同じもの」を感じます。

責任R-TPは、日常生活の動きで生じる軽い刺激でも痛みを生じさせる病的なR-TPです。つまり「痛みの発生源」というのは、すべての人の体のあちこちにあるR-TPのなかの、この責任R-TPのことを指します。この責任R-TPこそが、痛みなどの症状を生じさせている直接の原因ということになります。

なんらかのきっかけで、痛みをもたらさないR-TPが、責任R-TPに変化してしまうことがあるのです。いわば「悪玉化」です。肩こりの痛みもまた、長年のクセや姿勢、動作、スポーツなどで、ある部分の筋肉に長い間刺激が加わったことによってR-TPができ、そこから責任R-TPが生まれたと考えられます。

「転びそうになったので踏ん張った」「長時間、同じ姿勢でいたところから急に動いた」「子供と遊んで体を使いすぎた」などがきっかけで痛みが起こることもあります。さっきまではまったく痛みもなくできていた動作が、ほんの小さなきっかけで動けないほどの痛みをもたらすことがあるのです。これもまた、おとなしくしていたＲ－ＴＰが急に、痛みをもたらす責任Ｒ－ＴＰに悪玉化した結果と考えられます。

たとえば血液検査でスギ花粉のアレルギーがあっても、実際にはまったく症状が出ない人と、大人になってから急に発症する人がいることに少し似ています。それまでのアレルギーの原因になる物質の刺激が積み重なった結果、ある年に花粉が大量に飛んだときなどに「限界」を迎えて発症するとされますが、仕組みはまったく違うものの、たとえとしてはわかりやすいかもしれません。

つまりこうした刺激を蓄積させないための日常のメンテも大事なのです。悪玉化していないＲ－ＴＰを探し、マッサージや鍼灸で弱い刺激を与えることは、その後、急激にＲ－ＴＰが「責任Ｒ－ＴＰ化」するのを防ぐことにもなります。

痛みの種類によって受診先は違う

では今起きている痛みが、過敏化した受容器（Ｒ－ＴＰ）が原因であるかどうか、をどうやって判断するのかについて考えてみます。

運動器の痛みは、ケガなどが原因の侵害痛、神経の損傷による神経痛、心因性疼痛、そして受容器が過敏化したR－TPが原因の痛みに分類されます。侵害痛の受診は整形外科、神経痛は神経内科、心因性の痛みはペインクリニックや痛み外来など専門医のいる病院など、そして、過敏化した受容器（R－TP）による痛みは、R－TP療法を行っている治療院を選択する必要があります。

●侵害痛　➡整形外科などで治療
●神経痛　➡神経内科などで治療
●心因性疼痛　➡ペインクリニックなどで治療
●R－TPによる痛み　➡R－TP療法を行う治療院などで治療

侵害痛の痛みは「ズキズキする痛み」「疼くような痛み」、神経痛の場合は「ピリピリする痛み」「電気が走るような痛み」と表現される場合が多いのですが、必ずしもこれにはあてはまらず、神経痛でも「ズキズキする」と感じる人もいれば、侵害痛でも「ピリピリする」と表現する人もいます。

過敏化した受容器（R－TP）による痛みも同様で、侵害痛や神経痛のような痛みとして感じることもあります。

痛みの感じ方、また表現は個人差が非常に大きいのです。そのため、受容器の過敏化が原因であるときに限らず、痛みの感じ方、患者さんの言葉だけで、痛みの種類を区別することはできません。痛みの種類は、原因から正しく判断する必要があります。

R－TPが原因の痛みは「動くと痛い」

過敏化した受容器（R－TP）由来か、それ以外の侵害痛・神経痛かの判断は「自発痛の有無」が、大きなポイントになります。立っているだけでも重力に対抗して姿勢を保持するために筋肉は働いていますので、自発痛の有無は静かに仰向けに寝て脱力した状態でチェックしてください。

まったく動かない状態でも自発痛があるということは、体のどこかに炎症が起き、炎症物質を出し続けているということです。患部に明らかな「腫れ」「熱感」など目に見える炎症が起きている場合の痛みは、炎症による自発痛を感じます。神経痛も神経に損傷が起き、炎症が発生して起きる痛みなので、自発痛があります。内臓痛も自発痛がありますが、区別の方法は31～33ページを参照してください。

そして、自発痛がない場合に疑われるのが、受容器の異常（R－TP）による痛みです。内臓、神経、筋肉など、体のどこかで炎症が起きたことによる痛みと違って、受容器の異常による痛みの場合はセンサーの誤作動と言えるようなものですから、痛みがあっても炎症は起きていません。そのため、じっとしている限り痛みは感じないのです。

しかし受容器に異常があると、動作時、運動時には痛みを感じます。「動かなければ痛くない」「動くと痛い（筋肉が働いたときだけ痛い）」——それがこの痛みの最大の特徴と言えるのです。腰を曲げる、腕を伸ばす、首を傾ける、左右を向くといった動きで痛みが出る場合は、受容器の過敏化が原因であると考えられます。

慢性的な腰痛は、受容器の過敏化による代表的な痛みのひとつですが、腰痛のある患者さんはしばしば「仰向けで寝ていても痛い」と訴えます。これは寝ていても実は筋肉が動いているためです。腰痛の患者さんの多くは、静かに仰向けに寝ているつもりでも、無意識に腰や背中の筋肉に力を入れて背骨を反らせてしまいます。腰と床の間に隙間ができ、腰の下に手が入ってしまう状態になっていることが多いのですが、痛みをかばおうとする姿勢が逆にこうした筋肉の動きとなり「動いている」のと同じ状態になってしまっています。それが「寝ていても痛い」という理由。寝ているつもりでも動いている状態であるため、痛みを感じてしまうのです。つまり無意識なほどの小さな筋肉の働きでも痛みを感じるのですから、センサーが非常に過敏になっていることになります。

「痛みが和らぐ姿勢」がある場合はＲ‐ＴＰによる痛み

ひどい慢性の肩こりの場合には、日常的にこりを感じているため、やはり仰向けに寝ていても「痛い」と訴える患者さんが少なくありません。「仰向けからどう動くと痛いですか」「どの程度痛みに変化がありますか」と聞いてみても、「どう動いても同じように痛い」としか感じられず、患者さん自身どこがどう痛いか、よくわからないこともあります。このような場合には、仰向けに寝て自発痛の有無を観察するのではなく、「どういう姿勢なら比較的ラクになるか」首をどちらかに曲げる、腕を上げる、上体をねじる、片向けてみる、などを試してみましょう。

腰の痛い人が腰を曲げたり、肩こりの人が首をどちらかに曲げていたり、あるいは片側の肩を下げたりする姿勢をとっていることがありますが、これは意識的にあるいは無意識に、痛みの少ない姿勢をとろうとするためです。

痛みの発生源になっている過敏化した受容器がある筋肉は、少し引き伸ばすと、その反射で緩みます。つまり右首の筋肉のどこかにR－TPがある場合、首を左に傾けると、R－TPがある筋肉は引き伸ばされます。つまり首が左に傾くのは無意識にストレッチを行っているようなものです。筋肉は急激に引き伸ばそうとすると、伸張反射といって硬くなります。これは筋肉が切れてしまうのを防ぐための防御反応ですが、ゆっくりした静的ストレッチなどで引き伸ばすと、この伸張反射が抑制されて、緊張が緩みます。これがストレッチで筋肉の硬さがとれる理屈です。

痛みの原因になっている受容器がある筋肉の場合も同じです。首を傾けた姿勢、腰を曲げた姿勢によって引き伸ばされることで、筋肉が緩むのです。筋肉が緩むと刺激が減り、痛みが和らぎます。Ｒ－ＴＰによる痛みがある人は、無意識のときも、なんとか少しでも痛みがラクになる姿勢を探し筋肉の緊張をとろうとしています。その結果猫背や首の傾き、片方の肩が下がるといった悪い姿勢が日常になっていることも多いものです。

動かしても動かさなくても常に痛みがある、と感じる状態であっても「痛みが和らぐラクな姿勢」を探し、それが見つかった場合は、受容器の過敏化（Ｒ－ＴＰ）由来の痛みである可能性が高いと判断できます。

痛みの原因チェックシート

まず、自分の痛みがどんな種類のものなのかを、自分で判断することが大事です。次ページのチャートをぜひ参考にしてみください。

痛みの原因の見分け方

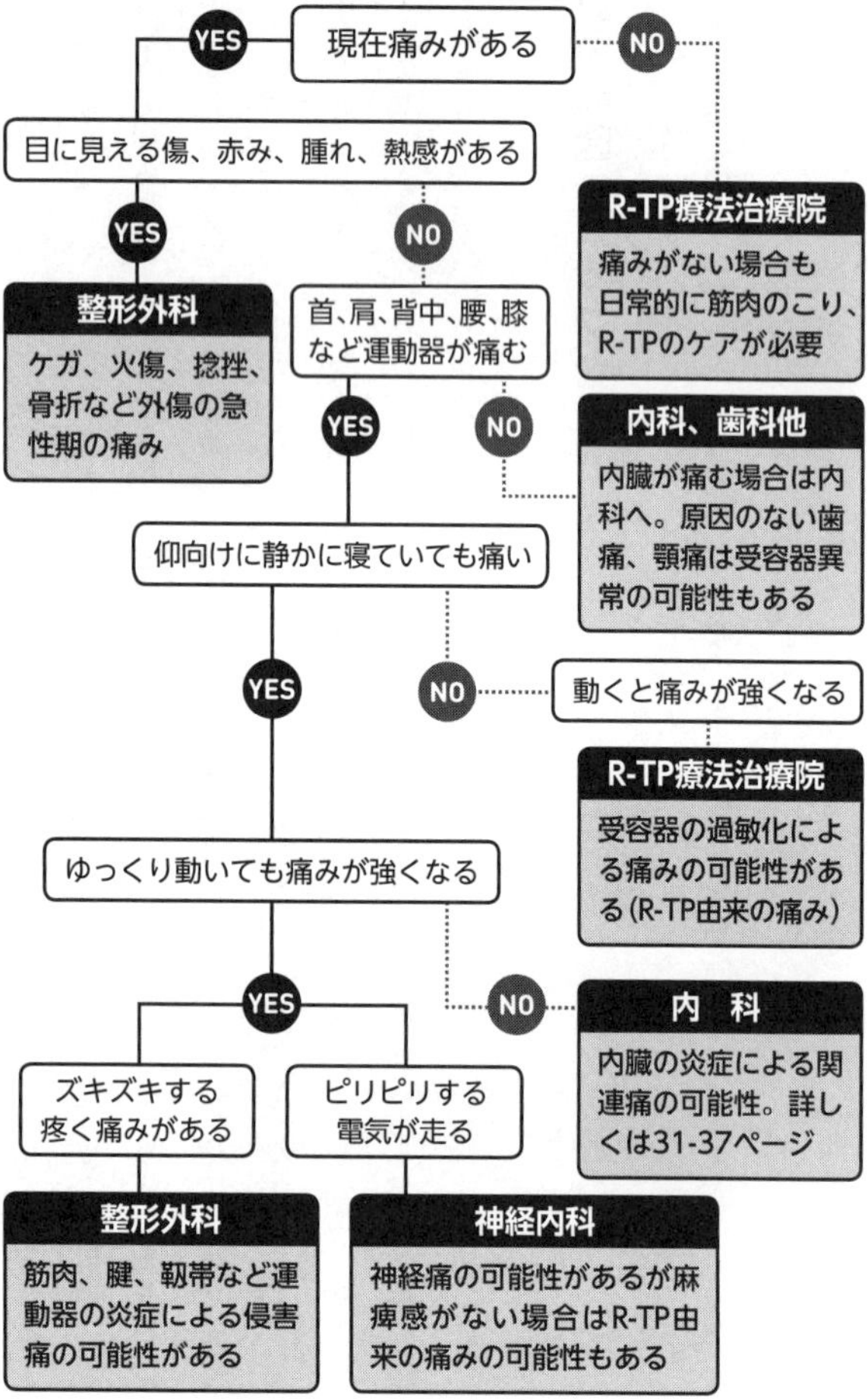
現在痛みがある
YES
NO
目に見える傷、赤み、腫れ、熱感がある
R-TP療法治療院
痛みがない場合も日常的に筋肉のこり、R-TPのケアが必要
YES
NO
整形外科
ケガ、火傷、捻挫、骨折など外傷の急性期の痛み
首、肩、背中、腰、膝など運動器が痛む
YES
NO
内科、歯科他
内臓が痛む場合は内科へ。原因のない歯痛、顎痛は受容器異常の可能性もある
仰向けに静かに寝ていても痛い
YES
NO
動くと痛みが強くなる
R-TP療法治療院
受容器の過敏化による痛みの可能性がある（R-TP由来の痛み）
ゆっくり動いても痛みが強くなる
YES
NO
内　科
内臓の炎症による関連痛の可能性。詳しくは31-37ページ
ズキズキする疼く痛みがある
ピリピリする電気が走る
整形外科
筋肉、腱、靭帯など運動器の炎症による侵害痛の可能性がある
神経内科
神経痛の可能性があるが麻痺感がない場合はR-TP由来の痛みの可能性もある

第３章

いろいろな痛みに対するＲ－ＴＰ療法

「肩の筋肉に硬さ、こりがある」＝「肩こりを感じる」とは限らない

現在感じている痛みの原因がR－TPであると判断できたとしても、治療するには発生源であるアクティブな責任R－TPを見つけなくてはなりません。

探すと言っても、何を指標に探せばいいのかわからないままでは探せないので、まずは特徴を知りましょう。

トリガーポイントについて書かれた本を読んだことがある方や、トリガーポインのことを紹介する健康番組などを見たことがある人はご存じのとおり、トリガーポイントとはほとんどの場合「痛みの原因になる硬くなった筋肉」と表現されています。「索状硬結」や「スパズム」「しこり」「ぐりぐり」と説明されることもありますが、同じものです。

こりがあって刺激量が上がって痛みを感じている場合には、「こり」そのものの治療、つまり「こりをなくす」ことも必要です。たとえば炎症がある場合は鎮痛剤やアイシン

グを行う、筋力不足のために小さな刺激で痛みを感じる場合は筋力トレーニング、姿勢が悪いために常に刺激を受けてそれが痛みになっている場合は、正しい体の使い方を学び、姿勢を正しく保つことが大切です。

ただ、R－TPはこれらのいわゆる「こり」の有無とは関係がありません。

読者の方にも肩こりがある方は多いと思います。ご家族の方や、どこかの治療院などで肩を揉んでもらった経験もあるはずです。マッサージなどを受けながら「これはすごくこっていますね」と言われた方が多いでしょう。

とはいえ「自分は肩こりを感じたことがない」「肩がこったことはない」という人もいるはずです。ところが、美容室や理容室などのサービスで肩を揉んでもらったりしたときに「ずいぶんこってますよ」と言われて驚いたことがありませんか？　「え？　こってますか？　肩こりはぜんぜん感じないのに」と。

実際の「こり」と「こり感」は比例しません。

「筋肉が硬い」＝「肩こりが強い」ということではないのです。

肩こりで来院される患者さんの肩周辺の筋肉の一部が実際に硬くなっていることが多

いのは事実ですが、「筋肉が硬くなっているから肩こり感がひどい」というわけではありません。筋肉が硬くなると誰もが同じようにこり感や痛みなどの不快感を感じるかと言えばそれは違うのです。

肩こりという名前が混乱を起こす原因にもなっているのですが、「こり」とは「硬さ」のことを指しています。

筋肉が部分的に硬くなった「しこり」「こり」「ぐりぐり」といった硬結があったとしても、「こり感」を感じていない人はたくさんいます。

実際の「こり」と「こり感」は、分けて考える必要があります。「つらい肩こり」というのは「こり」の有無ではなく、痛みや張りなどの不快な「こり感」がある場合のみを指すのです。

肩こりの治療とは「こり」をとることが目的ではなく、「こり感」をなくすことが最大の目的となります。

症状を感じていない肩を触られて「すごくこっていますよ。つらかったんじゃないですか？」などと声をかけられると、「そうか、気づかないうちにこっていたのか」「自分は肩こり持ちだったんだ」と思うかもしれませんが、「こり感」がなければ、それは「肩こり」とは言えません。

しかし、「こり感」がない「こり」も「とにかく治療しましょう」「マッサージしてこりをとりましょう」と言われることは多いと思います。赤ちゃんや子供が肩こりや腰痛で悩んでいることはほとんどない、ということもあり「こりのない筋肉」「柔らかい筋肉」は、常に「健康体の象徴」のように言われ、「こり」はあたかも老化現象のひとつであるかのように思われています。

痛みがなくても「こり」をほぐすこと自体は悪いことではないのですが、ちょっとここには問題もあります。「こり感」というのは患者さんに説明してもらわないと「あるのかないのか」はわかりません。しかも「痛みの場所や痛みの強さ」の表現は個人差が大きく、筋肉に触らずにトリガーになるポイントを判断することはまずできません。しかし、実際の「こり」「硬結」は治療者が触って確認することができます。

そのため、治療者はどうしても「自分の手で触った感覚」つまり「こりの有無」を治療の指標としてしまうのです。患者さんが実際に「どこにどういう不快感を感じているのか」をしっかりと聞いて原因を特定する前に、マッサージなどを始めてしまい「こりはとれました」「筋肉が柔らかくなりましたよ」と、その日の治療が終わってしまいます。そのほうが治療時間の短縮にもなるからです。しかし、お話ししてきたとおり、患者さんが感じている不快感が「こり」ではなく受容器の異常である場合は、一時的に多少ラクになった感覚があったとしても、痛みはすぐに戻ってきてしまうでしょう。

あるいは「こり感」の訴えがなくても、「実際にこりがある場所」をマッサージすると、それだけでも患者さんは満足感を感じることが多いのです。

もっとも「肩こり」が多いのは筋肉が柔らかい20～30代女性

肩こりを感じるのは日本人とドイツ人だけと言われることがありますが、そのほかの国では日本の「肩こり」に一致する言葉がありません。英語の辞書を見ると「肩こり」はstiff shouldersとされていますが、これは日本人が考えるいわゆる「肩こり」とは違うようです。日本人が一般的に言う肩こりとは「肩」と言っても首と肩先の間あたりです。英語のstiff shouldersは、むしろ肩のケガで腕が上がらないとか、四十肩や五十肩に近い痛みを指すことが多いと思われます。日本の肩こりに近いのはstiff neckのようで、stiff以外だとtension（張り、緊張）を使うこともあります。

日本と似た「肩こり」の概念があるドイツでは昔、ミオゲローゼ（Myogelose）と呼ばれる筋肉の塊（こり）が頑固な肩こりの原因と考えられ、この筋肉の塊を手術で取って治療していた時代があったそうです。筋肉のこりが原因ならば、この治療法はなぜ現在では行われていないのでしょうか。手術までしてもあまり効果がなかったということでしょう。

「こり」自体が不快な肩こり感の原因ではないことは、さまざまな例が示しています。たとえば、肩こりを訴えるのは20～30代の女性に非常に多いのですが、実際に触れてみると彼女たちの「こり」は小さいことが多く、「こり」と言えるほどのものは筋肉内に見つからないこともあります。20～30代の女性の筋肉は、こり感の有無にかかわらず、中高年のおじさんたちに比べてほとんど場合ずっと柔らかいのです。「こり」が「肩こり」の原因なら、筋肉が硬くなりやすい中高年のほうがずっと肩こりの人が多いはずですが、実際に多いのは若い女性たちです。「こり」が痛みの原因であるならば、こりが強く、大きく広範囲であるほど「こり感」は強くなるはずなのですが、実際にはそうではありません。

もうひとつ例を挙げると、肩こりや腰痛などのある人がお酒を飲みすぎた場合です。アルコールが抜け酔いが醒めてくるに従って、普段から気になる肩や腰の痛みが悪化したように感じることがあります。人によっては普段は痛みがないのに筋肉痛のような症状が出ることもあるのですが、お酒を飲んだとき筋肉は、実はいつもよりかなり柔らかくなっているはずです。これはアルコール筋症（アルコール性ミオパチー）と呼ばれ、アルコールによって筋線維が壊れ、だるさや、痛みを感じるものです。アルコールの過剰摂取により、筋力低下や筋肉の萎縮が起こる可能性もあるといわれています。

この場合も「筋肉は普段より柔らかくなっているのに、肩こり、腰痛が悪化する」という例で、必ずしも筋肉の硬さが「こり感」につながるとは限らないと言えます。

Ｒ－ＴＰは患者さんと治療者が協力しないと見つからない

一般的に肩こりの不快感は侵害痛の仲間と考えられています。

肩こりは筋肉の「こり＝硬結」が原因となっている代表的な症状とされていますので、侵害痛と判断されています。しかし肩こりの概念を持っている日本人の私たちは、肩こりは不快ではあるものの、ケガではないことをわかっています。ですから、肩こりを感じるからといって、不安になって病院で検査・治療しようとは考えません。

歯を抜いた後や手術後の痛みは、鎮痛剤が劇的に効きますが、肩こりの不快感に対してはほとんど効きません。

こうした臨床例を観察した結果、肩こりなどの痛みの多くは、受容器というセンサーが過敏化したせいで起きると考えられるようになったのです。

受容器の過敏化そのものは全身のあちこちに見つかりますが、実際に痛みを発生させる「責任Ｒ－ＴＰ」ができやすい場所もわかってきました。

しかし実際に「ここだ」というポイントを治療者が触診しただけで特定することはできません。特定するには、患者さんの「協力」が必要になります。

痛みの発生源になっていない、いわば「おとなしくしているR－TP」も、刺激されると「ズーンとひびくような鈍痛」は起こりますが、それとは違う「痛いところに当った感じ」や「まさにそこが痛いところ！」「そこを押されるといつもの痛みと同じ痛みを感じる」といった感覚は、痛みの発生源を刺激されたときにしか起こりません。

この違いは、患者さん自身の感覚でしか区別することができないのです。

治療者側が責任R－TPのありそうな場所を予想し、患者さんに教えてもらうことが、R－TP療法においては、必須です。

だからこそ、患者さんには一般的に言われる「硬結」としてのTPや、痛みも硬結もないが受容器は過敏化しているおとなしいR－TP、硬結はないが痛みがあるアクティブな責任R－TP、それぞれを刺激された場合の「感覚の違い」を理解していただく必要があります。

R－TP療法はけっして治療者任せの治療ではなく、患者さんの協力が不可欠な治療法なのです。

「あ、そこ！」と「そう、その痛み！」という感覚

仰向けやうつ伏せになって治療を受けているとき、痛みの原因である責任Ｒ－ＴＰが刺激されると、患者さんは「痛いところに当たった」や「そこが私の痛いところだ」という形で意識します。「あ、そこ」「当たった！」「いつもの痛み」という言葉で教えてくれることがしばしばです。たとえば、背中のどこかが痒くて手が届かないときに、誰かに背中を掻いてもらいながら「もうちょい右」「もっと上」と注文をつけているうち、「あ、そこそこ!!」という場所が見つかったあの感覚にも似ています。

「そこ！」と意識することは、患者さん自身が自分の痛みの発生源である責任Ｒ－ＴＰを認知したという状態で、これを「発生源認知」と呼びます。

一方、仰向けやうつ伏せになっている状態では痛みを感じていないときに責任Ｒ－ＴＰを刺激された場合は、感じ方がこれとは違います。「そこだ！」というよりは「いつ

もの痛みと同じ」「そう、その痛さです！」という感覚で、こちらは「同一性認知」と呼ばれます。

こうした感覚は、患者さん自身の、これまでの体験や知識、治療時点での心理状態、あるいは治療者との信頼関係、コミュニケーションのとりかたによって、意識のされかたに差が出ます。

特に初めて鍼治療を受ける場合などに不安感や恐怖感があると痛みの意識はあっても、「そこが痛い！」「いつもと同じ痛みだ」といった感覚はわかりにくくなります。

R－TP療法は、治療側は治療に対する恐怖心などを少しでも和らげ、安心してもらえるように療法についてわかりやすい説明をすることが大事で、同時に患者さん自身も、不安がなくなるまで質問するなどしてほしいと思います。

そして、十分なコミュニケーションをとった上で、治療者は予想されるR－TPを刺激し「ここを押すとどんな感じですか？」「ここを押した場合とどう違いますか？」といった問いかけをしながら、それに対して患者さんが「まさにそこが痛いところです」あるいは「いつも感じる痛みと同じ感じです」「そこはズーンとひびくけれど痛くはありません」「そこはむしろ気持ちがいいです」といった感じ方を伝えることで、場所を絞り込み、特定していきます。

患者さんが自分の痛みを区別するためのポイントと治療者の判断を挙げておきます。

●日常的に痛みは感じていない正常な個所を手指や鍼で刺激された場合

【患者さんの感じ方】

指の刺激なら「押されている」という感覚、鍼ならば皮膚の下で鍼が動く感覚は感じるが痛みはまったく感じない。

↓

【治療者の判断】

その個所には炎症はもちろん受容器の異常はない。

●日常的に痛みは感じていないが、R-TPがある個所を手指や鍼で刺激された場合

【患者さんの感じ方】

ズーンとひびくような鈍痛を感じる。痛気持ちいいと感じる。

↓

【治療者の判断】

その個所には受容器に異常のあるR－TPが存在するが、痛みの原因ではない。

●日常痛みの原因になっているR－TPがある個所を手指や鍼で刺激された場合

【患者さんの感じ方】

「そこだ！」という痛みの感覚、または「いつもと同じ痛みだ」という感覚。強い鈍痛を感じることも多く、人によっては「痛気持ちいい」というより痛く感じてしまうこともある。

↓

【治療者の判断】

その個所が、痛みの原因である責任R－TPである。

過敏化した受容器は刺激を与え続けると正常に戻る

Ｒ－ＴＰ療法は、痛みの発生源である責任Ｒ－ＴＰを刺激することで、受容器を正常化させようとするものですが、刺激によって過敏になった個所にさらなる刺激を与えることによって正常化する、という現象は、運動器の痛みにおいては、Ｒ－ＴＰ以外に例がありません。

痛みの発生源の責任Ｒ－ＴＰが発見できたら、Ｒ－ＴＰを正常化するための治療に入ります。

治療手段はマッサージ、鍼灸などによる「刺激」がメインで、筋肉にこりがあった場合と変わりはありません。しかし、手段が同じでも「こり」の治療は血流改善が主な目的ですが、Ｒ－ＴＰの治療は受容器を刺激することが目的です。

責任Ｒ－ＴＰは、マッサージや鍼による刺激を続けると、生じていた鈍痛が弱くなっていき、「ズーンとした痛気持ちいい感覚」に変わり、やがて、押されている感じだけの圧覚に変わっていきます。

過敏化した受容器は、刺激によって正常化（減感作・脱感作）していく特徴を持っているのです。

この特徴を利用したのがR－TP療法ということです。

R－TP療法では、生理食塩水を責任R－TPがある患部に注射するという方法も有効とされています。従来、硬結、しこりがある場合にも注射は行われてきました。これは局所麻酔薬を注入して痛みを抑えるものですが、麻酔薬ではなく生理食塩水を注射しても同じ効果が得られることで知られています。これは、注射針の刺激と、生理食塩水の刺激が硬結や炎症に対してではなく、責任R－TPを刺激したことで、効果が出たものと考えられます。

過敏になった部分を刺激によって少しずつ正常に戻していくというやりかたは、生理的な仕組みはまったく違いますが、アレルギーの減感作療法に似たところがあるかもしれません。アレルギーの場合は、発症している人に対し、少しずつアレルゲンを与えていくことで、過剰になっている免疫反応を抑え、症状をなくしていく方法です。

Ｒ－ＴＰによる痛みは「過敏化した受容器」に「日常的な刺激」が加わったときに感じるもので、刺激をなくすことでも痛みは消えます。日常的な刺激とは「動作」「運動」です。そのため、痛みを感じている人は、意識的にも無意識に「あまり動かさないようにする」という対策をとります。動かさなければ刺激は減りますから、痛みも和らぐでしょう。

しかし本来動くべきところを動かさない、動かせないとなれば、当然生活の質は落ちます。これまでできていたことができなくなる不便はもちろん、動かないことで筋肉が落ち、痛みがとれたときには以前できたことができない体になってしまっているという問題も起きます。

動かずにいることの悪影響は筋肉だけにとどまらず、肺や心臓、血管などの内臓にもおよびます。尿路結石が起きる、便秘になる、さらには認知症リスクが高まるなど、全身に悪影響が広がります。高齢者の場合は特に深刻で、骨折などで長く安静を保っていると、骨折が治ったのに寝たきりになってしまうことがあります。これが廃用症候群と呼ばれるものです。

骨折などの急性期はともかく、受容器が過敏化して感じる痛みの場合、その対策は「動かさないこと」ではありません。過敏化した受容器そのものを治療して痛みをとることを選択すべきなのです。じっとしていると受容器は正常に戻らないばかりでなく、痛みの元をかばうための姿勢で動かずにいると、もともとの痛みの発生源とは別の場所にR－TPができ、それが悪玉化して責任R－TPになり新たな痛みが起きてしまうこともあり得ます。

R－TP療法とは、刺激に対して過敏になっている受容器を正確に発見し、その部分に少しずつ適切な刺激を与えていくことで、刺激に対する減感作、さらに脱感作を図り、最終的に患者さんの悩みである痛みをとろうという考え方なのです。

R－TP療法は「痛み」を感じる治療

痛みの発生源である責任R－TPへの刺激を続けていくと、しだいに痛みがとれます。肩こりや腰痛のときに、マッサージしてもらうと痛みが和らぐのと同じ反応です。

ただ、Ｒ－ＴＰ療法を行う際は、必ずなんらかの「痛み」を感じます。責任Ｒ－ＴＰを刺激されると、「私の痛いと思っているところに当たった」とか、「あ、それが私の痛いところだ」とか、「いつも感じている痛みと同じ痛みだ」という意識が起こります。

痛みの元になっていないＲ－ＴＰを刺激されたときは「ズーンと重いような鈍痛」「痛気持ちいい」と言われることが多いのですが、責任Ｒ－ＴＰを刺激されたときにも同じ表現をする患者さんもいます。

Ｒ－ＴＰ療法はその不快な痛みの発生源そのものを直接刺激するものですから、悩みの元である不快な痛みと同質の痛みが再現されると考えられます。ですから「気持ちいいより、むしろ痛い」と感じるほうが本来は自然なはずなのです。それでも「痛気持ちいい」と感じる人が多いのは、同質の痛みを感じていても「治療されているという」意識が強いために「痛いけれども、気持ちがいい」という感覚になることが多いのかもしれません。

Ｒ－ＴＰを刺激すると、痛いにもかかわらずリラックスの神経である副交感神経の活動が一時的に上がることもわかっています。

とはいえ、ただでさえ過敏な責任R－TPをかなり強く刺激すると「ただ痛い」「鋭く痛い」「ぜんぜん気持ちよくない」「嫌な痛み」と感じるのも自然なことですから、その感覚はガマンせずに治療者に積極的に伝えていただきたいと思います。もちろん治療者が、患者さんの訴えにしっかりと耳を傾けるべきなのは当然です。

治療者と患者さんが互いに十分なコミュニケーションをとりつつ、責任R－TPに適切な刺激を加え続けることで、次第に「嫌な痛み」はなくなり、しっかり時間をかけて刺激しているとやがて「ズーンとした鈍痛」も感じなくなり、圧迫された場合は「押されている感じはするが、痛みはない」状態になり、鍼を打った場合も「鍼が体のなかで動いているのは感じるが痛みはない」状態に変わっていきます。

これは過敏化した受容器を刺激していたときの反応が、正常時の反応に変わったことを意味します。これは過敏化した受容器が脱過敏化したと考えられます。

R－TP療法が効く痛みと効かない痛み

Ｒ－ＴＰ療法は炎症を抑える、損傷した組織を修復するためのものではなく、受容器の過敏化を正常化するための方法であり、一般の侵害痛や神経痛は炎症性、損傷が原因の痛みですのでＲ－ＴＰ療法で治療することはできません。

ここからはＲ－ＴＰ療法がさまざまな痛みに、どういった効果を及ぼすのかについて説明します。

●内臓痛に対してＲ－ＴＰ療法は無効

内臓痛で、治療が必要になってくる痛みのほとんどが、炎症などが原因の侵害痛です。（おならをガマンしているときのお腹の痛みなどは例外的に侵害痛ではありません）

内臓痛に対しては、Ｒ－ＴＰ療法はもちろんツボに刺す鍼灸治療やその他の刺激療法では対応できず、専門医の治療が必要です。内臓の痛みに対してＲ－ＴＰ療法を行って効果があったとすれば、本物の内臓の痛みだったのではなく、Ｒ－ＴＰ由来の痛みが関連痛となって、内臓のある体の深部の痛みとして感じていた状態だったと考えられます。

つまり、胃の痛みがあって背中に責任Ｒ－ＴＰを発見し、治療したら治ったという場合、背中の責任Ｒ－ＴＰが原因なのに胃の痛みとして場所を間違って感じていたということです。

●神経痛に対してＲ－ＴＰ療法は無効

神経痛とは神経に損傷が起こったために痛みが生じた状態です。糖尿病などの内臓の病気から引き起こされることもあります。損傷した神経を刺激して痛みが落ち着くということは考えられませんので、神経痛もＲ－ＴＰ療法では対応できません。

実際に帯状疱疹後神経痛や顔面神経痛（正しくは三叉神経痛）などを経験したことがある方はわかると思いますが、生じる痛みはまさに激痛で、患部をマッサージなどでさらに刺激されることなどガマンできる状態ではありません。後頭神経痛などは風が吹いて髪の毛が動くだけで激痛が起こると言われるほどの痛みです。

●受容器異常による痛みにはＲ－ＴＰ療法が有効

Ｒ－ＴＰ由来の痛みは「こった感じ」や「重だるいような痛み」「ズキズキする痛み」

「鋭い痛み」「ピリピリする痛み」などとして感じられます。その代表格が、慢性的な腰痛、肩こりなどです。

「痛い」と感じている場所は、原因となっている「責任Ｒ－ＴＰ」から、離れた場所である場合も少なくありません。「痛い」と患者さんが訴えている場所を検査しても原因が見つからず「慢性疼痛・難治性疼痛」とされ、鎮痛剤もあまり効かず、痛む場所をマッサージしても効果がない、ということがあり得ます。

自分が感じている痛みの原因が内臓ではなく運動器で、しかも侵害痛や神経痛でもなさそうだと感じたら、Ｒ－ＴＰ療法を試してみる価値があります。

こんな症状にはＲ－ＴＰ療法がよく効く

●腰痛・肩こり、寝違え、四十肩・五十肩、ギックリ腰
肩・首痛、寝違え、ギックリ腰なども多くの場合が受容器の過敏化によるものです。

実際に筋断裂などが起きるほどの大きな力によるものではなく、レントゲン検査で大き

な異常がなく、ちょっとしたきっかけで発症した痛みは、ほぼ受容器の異常が発生したためのものと考えられます。典型的な「触ったほうがいい痛み」の場合が多いので、R－TP療法が有効です。

●ケガや術後の慢性痛の予防には早期からのR－TP療法が有効

ぶつけたりケガをしたことで炎症が起こっている場所を鍼やマッサージで刺激しても治りません。そんな場所をマッサージなどしたら当然悪化します。こうした痛みには痛み止めを処方してもらいましょう。痛み止めには胃が荒れる以外にもたくさんの副作用がありますので、指示通りに服用してください。

ただ、捻挫や打撲、肉離れなど運動器の侵害痛であっても、炎症は落ち着いたのにいつまでも痛みが残り続けることがあります。大きなケガの場合でも炎症が1カ月以上続くことはほとんどありません。

しかし、炎症は治まっているはずなのに、痛みがさらに長く続くことがしばしばあります。これは、もともと侵害痛を起こす原因になったケガの近くに、責任R－TPが出現し、それが痛みの原因になっている、と考えられます。

Ｒ－ＴＰは炎症がある段階でもできることがありますので、その場合は侵害痛とＲ－ＴＰ由来痛という、２種類の痛みが混在していることになります。これは混合性疼痛（混合痛）と呼ばれています。

しかしもともと侵害痛を感じているので、新しくＲ－ＴＰ由来の痛みが上乗せされたとしても痛みの場所も、痛みの感じ方も変化しない、もしくは変化に気づかない場合がほとんどです。混合痛の場合にはそれぞれの痛みに対して治療する必要があります。侵害痛には痛み止め、Ｒ－ＴＰ由来の痛みにはＲ－ＴＰ療法、どちらが欠けても治らない痛みもあるのです。１カ月以上たっても痛みがある場合は、すでに侵害痛は消え、Ｒ－ＴＰ由来の痛みだけが残っている状態と考えられます。この場合は、初期の侵害痛の急性期が過ぎたら、なるべく早く、Ｒ－ＴＰ療法を行ったほうが、痛みの慢性化を防ぐことができます。

●診断名にかかわらず「しびれ」はＲ－ＴＰ療法でとれることが多い

勘違いされることが多いのですが「麻痺」と「しびれ感」は同じものではありません。「麻痺」とは神経が情報を伝えなくなった状態のことを言います。「しびれ感」とは、「じーんと」「じんじんと」「ビリビリと」しびれたように感じる感覚のことを言います。「神経が押しつぶされているせいでしびれがある」「しびれがあるので神経の圧迫が疑われる」などと言われることがありますが、神経が圧迫された場合に起こるのは「麻痺」です。麻痺が起こると神経が情報を伝えなくなりますので、運動神経に起これば筋肉が萎縮して動かなくなります。感覚神経に起きれば感覚がなくなります。

椎間板ヘルニアなどが原因で神経が圧迫された場合に起きるのも、本来は「麻痺」のはずで、「しびれ感」だけを感じることはないと考えられます。

「しびれ感」を感じて病院に行くと、レントゲンやMRIで骨の変形や椎間板などの異常が発見され「神経が圧迫されてしびれ感が起きています」と説明されることが多いのですが、たとえMRIなどで画像上の異常所見が見られたとしても、筋肉の萎縮も感覚の消失も起きておらず、片側だけに「しびれ感」がある場合はほとんどが、R-TP由来の痛みを「ピリピリする痛み」「しびれたような感じ」として広範囲に感じているだけなのです。つまり現在、神経痛と思われている「しびれ感」の多くは、Ｒ－ＴＰ由来の痛み（しびれ感）と考えられます。骨や椎間板の変形や神経の損傷そのものをＲ－ＴＰ療法で治すことはできませんが、周囲にあるＲ－ＴＰが痛みの発生源である場合は、Ｒ－ＴＰ療法によってしびれ感がなくなる可能性があります。

なお、内臓が原因のしびれ感などの神経障害は一般的に片側だけではなく、左右対称に起こることが多いとされています。

異常なセンサーを正常化するには時間が必要

責任Ｒ－ＴＰをきちんと刺激できても、刺激する時間が短いと正常化（脱過敏化）できないことがあります。20分のマッサージ１回だけで完治するということはまずありません。特に慢性化した痛みについては、治療にはあるていどの時間がかかることを知っていただきたいと思います。

「刺激をし続けること」が治療上、非常に重要なのです。マッサージであれば、十分な時間をかけて責任R－TPを圧迫する必要がありますし、鍼治療であれば責任R－TPに当てた鍼を刺したままでしばらく置いておく必要があります。腰痛や肩こりのときにマッサージをしてもらったときも、「そこ！」という場所が見つかったらしばらく続けてもらって、初めて痛みが和らぎます。

悪いところを中途半端な長さで刺激してしまうと、改善するどころか悪化することもあるのです。つまり刺激が短すぎても悪化する可能性があるということです。

私たちは、患者さんにどの部位の痛みを訴えられてもきちんと治療できるように、毎週集まって勉強会を行っています。そのときにお互いの体を練習台にして鍼の打ち合いをしますが、練習テーマの部位に、患者役が痛みをまったく感じていないこともあります。そうした場合は痛みとは関係のない、つまり症状のないR－TPに鍼を当てる練習をするのですが、「腰痛」がテーマだったときのことです。実は筆者のひとり（北川）も腰痛があります。痛みがあったのは右側でしたが、練習として左側の腰に鍼を打たれたとき、鈍痛が起こりました。痛みを起こしていないR－TPに当たったのです。「あ、ここにもR－TPがあるな」と、はっきりと自覚できました。

ただ、そのときはあくまでも実習中でしたから、治療時とは異なり、Ｒ－ＴＰに当たった鍼は、時間を置かずにすぐに抜かれてしまいました。鍼を抜かれてベッドから立ち上がろうとした瞬間、驚いたことにこれまではなんともなかった左側の腰に、生まれて初めて強い痛みを感じて、立ち上がることもできなくなってしまったのです。

すぐに左側の腰を治療してもらい、腰痛はなくなったのですが、Ｒ－ＴＰの治療は、刺激時間が短いと悪化することがある、という貴重な経験となりました。私の場合は悪化どころか、まったく痛みのないところに、強い痛みが生じてしまったのです。

Ｒ－ＴＰ療法は「十分に」刺激を続けることが重要ということです。ただ、この「十分」という時間は人によって異なります。年齢が若いと比較的短くても効果が出ることも多いのですが、年を重ねていくと長い時間の刺激が必要になってきます。年齢だけではなく、そのときの栄養状態や健康状態、睡眠時間や質、ストレスや持病、肥満の程度などさまざまな要因がからみ合ってくるので一概には言えません。

１回の治療では効果を感じられない場合もありますので、何度も、同じ責任Ｒ－ＴＰを刺激することが必要になる場合もあります。

第4章

R－TP療法がもたらす効果

理由がわからない痛み、慢性の痛みに大きな効果

R-TP療法は、従来のTP療法（トリガーポイント療法）と異なり、筋・筋膜だけではなく腱や靭帯、骨膜の痛みも対象となりますが、これらの個所のうち、炎症がなく、痛み止めが効かないものが対象となり、自発痛がなく「動いたときに感じる痛みを治療すること」が目的です。具体的には、

- 椎間板ヘルニアや脊柱管狭窄症、坐骨神経痛、胸郭出口症候群、変形性膝関節症などと診断され、治療効果が出ていない場合
- 慢性疼痛や難治性疼痛と診断され、治療効果が出ていない場合

などで、これらのなかには多くの確率で、受容器の過敏化が痛みの原因になっているケースが含まれています。とくに「動くと痛い」「動くと痛みが増す」という場合には、

Ｒ－ＴＰ療法が効果を発揮する可能性があります。過去につけられた診断名に惑わされずに、もう一度自分の痛みを見直してみてほしいと思います。過敏化した受容器を適切な力で刺激し続けることによって、これらの痛みが改善、消失する例が数多く報告されています。

椎間板ヘルニアが痛みの原因とは限らない

腰痛を引き起こす疾患は、

【整形外科的な疾患】腰椎椎間板ヘルニアや分離症、すべり症、脊柱管狭窄症など
【内科的な疾患】尿管結石や腎盂腎炎、癌の骨転移、解離性大動脈瘤、急性冠症候群

などが知られています。

解離性大動脈瘤や急性冠症候群などは一刻も早く専門の治療を行わなければ最悪のケ

ースを招きかねませんので、運動による痛みの悪化をともなわない自発痛があり36～37ページの表に当てはまる痛みを感じた場合には、すぐ専門の病院を受診してください。

整形外科的な疾患は、痛みを腰に感じていて、レントゲンやＭＲＩなどの検査で異常があった場合、その異常が腰痛の原因であると判断されて上記の疾患名がつくことが多くあります。

しかし腰痛に関して言えば、椎間板ヘルニアや脊柱管狭窄症などの明確な原因が特定できるものは15％にすぎないといわれていて、他は非特異的腰痛と呼ばれる原因の明らかでないものが占めると報告されています。さらに原因が特定できる特異的腰痛の内訳は、腰痛よりも坐骨神経痛と呼ばれるような脚の痛みやしびれが主症状の腰椎椎間板ヘルニアと腰部脊柱管狭窄症がそれぞれ約５％、骨粗鬆症の方に多い圧迫骨折が約４％、細菌による背骨の感染（感染性脊椎炎）や癌の脊椎への転移など背骨の重篤な病気が約１％、尿路結石や解離性大動脈瘤など内臓の病気が１％未満といわれています。（※１）

また別の調査では、痛みを感じていない人を検査すると40代では、37％にヘルニア、53％に椎間板のふくらみ、58％に線維輪断裂が見られるといわれています。（※２）

痛みの原因が本当に骨や椎間板の異常などであれば、自然に治ることは考えにくく、鍼やマッサージ、運動だけで痛みが治ることもあり得ません。しかし現実には異常があっても痛みが出ない人が非常に多く、痛みが出たことはあるが自然に治った、マッサージやストレッチで治った、という人も数多くいます。ＭＲＩなどで発見できる異常が痛みの原因ではない場合には、受容器の過敏化が原因であることが多く、Ｒ－ＴＰ療法が有効である可能性が高いと言えます。

腰痛は「急性腰痛」と「慢性腰痛」に分けて考えられることもあります。一般的に急性腰痛は痛み止めを飲んで安静にする、慢性腰痛は痛み止めが効かないので多少痛くても運動をしたり、鍼やマッサージをしたほうがよい、と考えられています。これは急性腰痛を侵害痛と考えるからですが、実際には急性腰痛のすべてが侵害痛とは限りません。

たとえばギックリ腰です。ギックリ腰の痛みは非常に強いものですが、必ずしも非常に重い物を持ち上げようとしたときに起きるとは限りません。もちろん、実際に筋断裂が起きる、背骨の圧迫骨折が起きることもあり、これはあきらかな侵害痛で炎症をともなうものですから、急性期の痛みが治まり、自発痛がなくなるまでは安静が必要で、鎮痛剤の服用も有効です。

しかしギックリ腰を経験した人の多くは、それほど重い荷物を持ち上げたわけではなく、日常のごく些細な動作がきっかけで発症しています。ソファから立ち上がったとたんとか、床に落ちたものを拾い上げようとしたとたん、といったことも少なくないはずです。このくらいの動作で筋肉の断裂などが起きることはまずありません。

こうしたギックリ腰の場合、痛み止めはあまり効かないはずです。また「腰を少し曲げているとラク」といった特定の姿勢もあったのではないでしょうか。この場合は受容器の過敏化による痛みが起きた可能性がありますから、早い時期からR－TP療法、そして運動の併用が有効と考えられます。

※1　Deyo RA, Rainville J, et al. What can the history and physical examination tell us about low back pain? JAMA. 268(6): 760-5. 1992.

※2　Journal of Bone and Joint Surgery, 1995; 77-A(11): 1631-1638

足腰のしびれは坐骨神経痛ではないこともある

前述しましたが、病院で「坐骨神経痛」と診断され、「しびれ感」を脚の広い範囲に感じていても、実際には神経痛ではない場合が数多くあります。

椎間板ヘルニアや脊柱管狭窄症と診断された場合も、神経の圧迫によって起こるのは「麻痺」で、「しびれ感」ではありません。

糖尿病や腰椎の圧迫骨折などによる神経痛だった場合は、「しびれを感じているほうの脚の筋肉が痩せてきた」「痺れているほうの脚は、お風呂に入っても熱さが感じられない」「両脚にしびれを感じる」などの症状が表れることが多いので、心当たりのある方は一度神経内科の受診をおすすめします。「筋肉が痩せてきている」「感覚がない」といった症状がなければ、責任Ｒ－ＴＰから生じた痛みが脚の広い範囲に「しびれ感」として感じられているだけだと考えられます。

臼蓋形成不全による痛み・しびれ感と診断された場合

また、股関節の臼蓋《きゅうがい》形成不全がある場合も、坐骨神経のような痛みやしびれ感が生じやすいことが知られています。股関節には臼蓋という大腿骨を支える受け皿がありますが、先天的にその受け皿が浅くしか作られなかった状態が臼蓋形成不全です。

男性より女性に多く、遺伝性のある疾患とされています。股関節に痛みが生じたり、坐骨神経痛とよく似た痛みが生じたりして、レントゲンで臼蓋形成不全が見つかると、「これが痛みの原因です」と説明されることがよくあります。しかし、臼蓋形成不全は先天性疾患ですので、生まれた時点から、遅くても歩き出したころからずっと痛みやしびれを感じ続けているはずです。大人になってから急に痛くなった場合、臼蓋形成不全と痛みは、別に考えなくてはいけません。

ただ、受け皿が浅いということは、正常な人より股関節が脱臼しやすい状態です。骨で固定できない分を股関節の筋肉や靭帯で補うことになるので、それらの構造への負担が大きくなります。負担が大きくなるとそれだけ責任Ｒ－ＴＰができやすいことを意味しますので、Ｒ－ＴＰ由来の股関節痛や坐骨神経のような痛みやしびれ感が生じやすいと考えられます。

症状自体はＲ－ＴＰ療法によって和らぐ、あるいは消えますが、股関節の筋肉への負担が大きくかかる状態には変わりがなく、症状を繰り返しやすい状態が続くことになりますから、手術を検討しなければいけないケースもあります。

臼蓋形成不全のような骨の異常はなくても、股関節の筋肉への負担が大きいと坐骨神経痛に似た症状が起こりやすくなります。特にハイヒールをよく履く人、スポーツや仕事で腰を落とすような姿勢をとることが多い人は股関節の筋肉への負荷が増えます。こうした痛みやしびれ感はＲ－ＴＰ療法によってとることが可能です。

ほとんどの首・肩こり感はＲ－ＴＰ療法で治せる

筋肉の「こり」（硬結）はＲ－ＴＰとは別のものである、と説明しましたが、「こり」

とＲ－ＴＰがまったく無関係ということではありません。
肩のこり感、痛みなどを訴えて来院される患者さんの肩の筋肉は、ほとんどの場合硬くなっています。

しかし、これを「筋肉が硬くなっているから痛い・こり感がある」と考えるのは間違いで「痛みがあると筋肉が硬くなりやすい」と考えるのが正解です。痛いけれど筋肉は柔らかい（こっていない）という人は実際にはあまり多くありません。

つまり痛みが原因で「こり」ができるのですから、肩こりによる不快な痛みをとるには、こりをとるのではなく、痛みの原因である責任Ｒ－ＴＰを治療することが根本的な治療ということになります。

直接の目的は「こり」をとることではありませんが、Ｒ－ＴＰ療法によって痛みの元を治療すれば、痛みがなくなり、その結果として実際のこりもとれます。実際の治療としては、肩、首周辺の筋肉のなかから、痛みの元になっている責任Ｒ－ＴＰを探し、そのポイントを圧迫していく、という方法です。

責任Ｒ－ＴＰが見つかりにくいこともあります。痛むところも痛くないところも、筋肉が全身どこも硬い場合などです。特に中高年の男性は「どこも痛くない」という場合でも全身ガチガチということが少なくありません。痛みがあり、筋肉が硬くなっている、しかし痛くない場所の筋肉も硬い、という場合にはとりあえずは筋肉を全体的にマッサージして柔らかくします。その上でまだ痛みがあれば、筋肉をさらに丁寧に触っていくと、奥のほうにピンと張った筋線維が見つかることがあります。その部分に、責任R－TPが存在する可能性があります。このポイントを治療すれば、痛みはなくなっていくはずです。この責任R－TPを見つけないと、いくらマッサージをしても、一時的には痛みが軽くなってもすぐにまた同じ痛みが戻ってくることになるでしょう。

肩こりのほとんどは、R－TP療法の対象になると考えていただいてかまいません。実際に炎症をともなう原因（腱板炎、肩関節周囲炎）がある場合の肩こりは、R－TP療法と並行して、炎症を抑える治療（痛み止めの服用）も行う必要があります。

注意していただきたいのは、肺癌や急性冠症候群でも肩こりや首痛が起きることがあるということ。自発痛がなく、動かしたときに痛い、あるいは一定の姿勢でラクになる、という場合の肩こりはほぼ心配はありません。

虫歯も歯周病もないのに歯が痛い場合

首や肩のこり感や痛みがひどくなると、頭痛や、歯が浮いた感じなどを訴えられることがあります。ほとんどの場合は、こり感や痛みの原因となっている責任R－TPが悪化したり、新しくできた責任R－TPの痛みが上乗せされたりすることで、関連痛となった痛みを頭やこめかみ、歯に感じるようになり、痛みが広がったものと考えられます。

首や肩に症状を感じず、いきなり頭痛や歯の痛みに感じる場合もあります。

歯の痛みを感じて歯医者に行っても虫歯はなく、歯茎周囲の炎症もない、という場合は、責任R－TPから生じた痛みと考えられ、こうした場合もR－TP療法で治ります。ズキズキと疼くような「片頭痛」の場合は、侵害痛とR－TP由来の痛みの混合痛の可能性もありますので、その場合は痛み止めと並行して、R－TP療法を行うのが有効です。

危険な頭痛を見分けるポイントは、頭痛が起こったタイミングが明確にわかる「突然発症した頭痛」や、こういう頭痛は初めてと感じる「いつもと違う頭痛」「物を拾おうと頭を下げたときに頭痛がひどくなる」「横になると頭痛がひどくなる」など。こうした特徴があれば危険な頭痛の可能性がありますので、専門の病院を受診することをお勧めします。

捻挫や骨折は治ったのに痛みがずっと続く場合

捻挫や骨折などで生じた痛みは侵害痛です。まずはアイシングや湿布、鎮痛剤、場合によっては手術などで対応すれば、やがて自然に痛みが消失するはずなのですが、すでにケガは治っているのに、いつまでも痛みだけが長引いてしまうことがあります。

靱帯が伸びたり切れたり、骨が折れたり、手術などメスで体を切るような強い刺激は、周囲の運動器も同時に傷つけて、その部分に炎症が起こります。この炎症が引き金になって、侵害痛が治るまでの間に責任Ｒ－ＴＰができ、侵害痛が消えた後にも不快な痛みがずっと続くということがしばしば起こります。通常、責任Ｒ－ＴＰは「日常的に、長期間、姿勢や運動による刺激が重なった部分」にできやすいのですが、ケガやケガの治療がきっかけで受容器が過敏になり、それが痛みの原因となることも多いものです。

このような痛みを防ぐためには、急性期が過ぎたらなるべく早くR-TP療法を同時に行っておくことが必要です。これはまだ痛みの原因になっていないR-TPを刺激しておくことで悪玉化を予防することが目的です。

すでに痛みが長引いている状態の場合は、捻挫や骨折、手術などによる傷はすでに治っているはずなので、R-TP療法を行うことで痛みがなくなる場合が多くあります。

痛みやこり感はないが肩、腰、背中などに「こり」がある場合

R-TP療法は、責任R-TPを刺激して痛みをとることが目的ですので、「こり感」を訴えて来院された方の治療が終わり、痛みが改善されても、実際の筋肉の硬さ（こり）自体は残ったままになることもあります。これは、R-TP療法によって腰痛は改善したけれど椎間板ヘルニアは残ったまま、というのと同じ仕組みです。

前述のとおり「こり」と「痛み」に直接の関係はありませんが、「こり」そのものをとることも、大きなメリットがあります。いくら痛くないとはいっても、筋肉のこりは放置したままだと、いつの間か責任Ｒ－ＴＰがあちこちにできて、急に大きな痛みが襲う可能性もあります。筋肉の硬さ、こりは、できるだけ早い時期に解消しておいたほうがいいと考えられます。

これも、Ｒ－ＴＰ療法によって治療することが可能ですが、この場合は痛みがないので、「責任Ｒ－ＴＰ」はできていない状態です。

したがって治療するポイントは、悪玉化していないが過敏化した受容器（Ｒ－ＴＰ）。つまり動作などによる痛みは出ていないが、押されると「ズーンとひびく感じ」「痛気持ちいい感じ」が生じるポイントです。

筋肉のこりは、加齢などによって筋肉の硬さを調節する受容器が過敏化し、常に筋肉が緊張した状態になった結果として生まれます。硬くなった筋肉の中にある過敏化した受容器（Ｒ－ＴＰ）を刺激することで、こりはとれます。臨床でさまざまな患者さんを観察していると、Ｒ－ＴＰを刺激した筋肉はもちろん、周囲の筋肉も同時に柔らかくなっていくことがわかります。硬くなっている個所、循環が悪くなりむくんでいる個所などの近くにあるR-TPを刺激し、患者さんに「ズーン」という感覚を感じてもらうことが、治療の上でとても重要です。

こりをとるメリットはたくさんありますが、第一は血液循環の改善です。筋肉に硬いところができると周囲の血管が押し潰されて血流が悪くなりますが、これをほぐしていくことで血行が改善します。血液循環の改善のためには、お風呂などにゆっくりつかって体を温めることや、もちろん日常の適切な運動は非常に有効ですので、セルフケアと並行して続けてください。

第二のメリットは関節の可動域が広がることです。筋肉の硬さをとり、本来の柔軟性を取り戻すと、痛みなくなめらかに関節を動かせるようになります。

第三には、静脈、リンパの循環が改善できることです。血管には心臓から末梢に血液を運ぶ動脈と、末梢から心臓に血液を返す静脈があります。静脈は採血などで注射針を刺される血管で拍動はなく、壁も薄くなっています。打撲によって内出血が起きるのは、この静脈が傷ついたからです。

こりに対する治療とR-TP治療の違い

	こりに対する治療	R-TPに対する治療
共通点	痛み・こり感に対する治療	
目的	こりを柔らかくし、循環を改善し、痛みの原因になる刺激量を減らすこと	過敏化した受容器を正常化し、痛みを感じる「閾値《いきち》」（限界）を正常に戻すこと
こりに対する考え方	こりが痛みの原因なので、こりがなくならなければいけない	受容器の過敏化が痛みの原因なので、痛みがとれればこりが残ってもかまわない
方法	反射や筋ポンプ作用を利用し、「さする」「揉む」「揺する」などを主に用いる	過敏になった受容器を刺激するため、「押さえる、押す（圧迫）」を主に用いる
治療中の感覚	気持ちがいい	痛気持ちがいい（ズーンとひびく感じ）

そして血液の液体成分が血管から出たものを組織液と言いますが、この組織液を心臓に戻す経路をリンパ管と呼びます。

静脈やリンパ管は筋肉に硬いところができて通路をふさがれると簡単につぶされてしまいます。その結果、流れが悪くなるとむくみ（浮腫）が起こります。

こりを柔らかくすると局所循環が改善し、むくみをとることができます。

こりをとることで全身の疲労感がとれる

動脈は心臓から体の末梢にまで血液を運ぶ血管ですが、動脈の壁は丈夫で少し押されたくらいでつぶされることはありません。脈を感じるところを指で押しても、軽い力なら押し返されてしまいます。動脈の周りの筋肉がこって硬くなったからといって、少し凹んで流れが少し悪くなる程度です。しかも動脈はたくさんに枝分かれして、分かれた枝同士がまたくっつき直して全身に酸素と栄養を送り届けています。少し流れが悪くなったからといって、他の動脈から流れてくる血液が代わりに栄養を運んでくるので困ることはありません。

ただ、少し動脈の流れが悪くなるだけでも、影響を受ける臓器が脳です。

ゆっくり寝たはずなのに疲れがなかなかとれないと感じることはないでしょうか。こうした「疲労感」も脳が感じる感覚の1つです。脳は血液不足の影響を非常に受けやすい臓器で、血液が少しでも不足すると、疲労を感じます。

脳へ送られる血液の量は、首の姿勢によって変化することが知られていて、うつむくように首を前に曲げれば曲げるほど脳への血流が減ります。首や肩のこりがある人は猫背になって首を曲げたり、顔を前に突き出した姿勢になっていることがあります。痛みを避けようとする姿勢が原因で、脳の血流不足が起こり、全身の疲労感がとれにくくなるのです。

首や肩周辺の筋肉のこりや痛み感をとる治療をすると、全身的な疲労感が改善することはよくあります。

関節の可動域が広がる

骨折をしたときなどには、骨を正しい位置でくっつけるためにギプスで長期間固定することがあります。ギプスがとれると関節が固まって以前のようには動かなくなり、動かそうとすると痛みが生じます。これは関節の周りにある筋肉や腱、靭帯、皮膚などが短くなって伸びなくなったことが原因で、この状態は「拘縮《こうしゅく》」と呼ばれています。病院でリハビリを行うことでかなり改善する方も多いですが、硬くなりすぎた筋肉や腱、靱帯に対してはR－TP療法を組み合わせることで、より早く改善させることが期待できます。

見違えるくらい姿勢がよくなり若々しくなる

R－TP療法によって、すぐに大きな変化が起きるのは姿勢です。猫背や片方の肩が下がるといった姿勢のくずれの多くは、筋肉のこりによって起こります。筋肉のこりの原因の多くは、受容器の過敏化によるものですから、これをR－TP療法によって正常に戻すと、遠目にも若々しい姿勢を取り戻すことができます。

誰にでも老化現象は表れますが、容姿でもっともわかりやすいのが姿勢の変化です。加齢や運動不足などで筋肉が硬くなり、しかもそこに責任R－TPができて痛みやこり感が生じていると、知らず知らず常にそれをかばう姿勢を取り続け、それが癖になってしまいます。腰が痛いと猫背に、右の首が痛いと首を左に傾け、両方が痛いと両肩を落とす「なで肩」のような姿勢をとります。こうした姿勢は、ここまで書いたようにさまざまな弊害があるばかりか、見た目にも非常に老けた印象を与えます。

肩、首、背中、腰などの筋肉のこりをとるために、痛みがあるときはもちろんのこと、まだ痛くない段階からR－TPを刺激する日常的なケアを行ってください。

副交感神経の活動量が上がりリラックスできる

慢性疼痛と診断された患者さんを対象に行われた研究では、長期間痛みを感じていると他の場所にも痛みを併発するようになってくることが報告されています。そして、いくつもの場所の運動器の痛みを感じている患者さんほど、便秘・下痢・睡眠障害・めまいといった症状、いわゆる「不定愁訴」が増加すると言われています。

R－TP療法で運動器の痛みに対して治療を行っていると、すべてが完治するわけではありませんが、これらの不定愁訴が改善することがあります。

R－TPを刺激すると「ズーン」とひびく痛みを感じますが、それと同時に副交感神経の活動が一時的に上がります。痛みの原因である責任R-TPではない、ただのR-TPを刺激した場合でも一時的に体はリラックスします。

通常、痛みを感じたときには、交感神経の活動が上がって体が緊張しますが、R-TPを刺激したときには、これと反対の反応が見られるのです。

慢性的な痛みによって交感神経が優位に働くと、胃腸の動きが悪くなって胃がもたれたり、瞳孔が瞬時に閉じにくくなることで光を眩しく感じやすくなったり、寝つきが悪くなることが知られています。

R-TPへの刺激によって一時的に副交感神経が強く働くのは、「血管迷走反射」という現象が原因と考えられています。この反射が強く起こった場合は、胃がムカムカする、動悸がする、気を失いそうになるなどの副作用が起こるのですが、R-TP療法で起こる血管迷走反射はこれほど強いものではなく、お腹が鳴ったり、鼻水が出たり、鼻が詰まったり、眠たくなったりするていどの軽いものです。

適度な強さの反射の亢進を何度も繰り返し引き起こすことで、副交感神経の活動を高め、体がリラックスした状態で日常生活が送れるようになることが期待できます。

近年の研究では、全身のあちこちに起きる小さな慢性炎症が動脈硬化や脳卒中、心筋梗塞、癌など生活習慣病を引き起こす要因のひとつであることがわかってきましたが、副交感神経は、この慢性炎症を抑える働きも持っています。

まだこの分野については研究が始まったばかりですが、Ｒ－ＴＰ療法は慢性炎症に対しても効果をもたらす可能性があります。将来的には、便秘を直すためのＲ－ＴＰの位置、心筋梗塞を予防できるＲ－ＴＰの位置、といったものもわかるかもしれない、と私たちはおおいに期待しています。

運動器に原因のあるめまいはＲ－ＴＰ療法で治せる

自分の運動や姿勢を認識するためには、三半規管などからの信号である平衡感覚、目からの視覚、頭や手足の筋肉や関節からの知覚情報である固有感覚の３つの情報を脳で統合する必要があります。これらの情報に矛盾が起こって整合性がとれなくなった場合にめまいを感じます。

つまり「平衡感覚」を伝える内耳の病気でもめまいが起きますが、「視覚」の異常や、首・腰など「固有感覚」の異常、そして3つの感覚の情報を統合する「脳」の異常でもめまいは起こります。

脳に送られてくる情報の矛盾を「錯覚」という形で娯楽に変えたテーマパークのアトラクションがあります。大きなスクリーンの前の乗り物に乗ると、スクリーンの映像と同期して乗り物が動き、空を飛んだり、ビルから飛び降りたりするような臨場感を疑似体験できるものです。乗り物自体の動きは意外に小さく、スクリーンの映像がなければジェットコースターのような迫力は味わえません。

このようなアトラクションは、乗り物で平衡感覚と固有感覚を刺激し、映像で視覚を刺激しているのですが、乗り物が前に10度しか倒れていなくても映像では50度も前に倒れたように映し出すことで感覚の間に矛盾を作り出し、迫力あるものにしています。

実際の運動や姿勢とは異なる間違った情報が内耳や視覚に送られると、実際には頭や体は動いていないのに、動いたときと同じような筋肉の反射が起こることが知られています。映像で50度も前に倒れたように映し出されると、脚の筋肉は実際に50度倒れたときのように床に踏ん張り、両手で力いっぱいバーをつかんで倒れまいとするのです。これは脳による感覚統合の矛盾を利用したものです。

これはあえて脳に錯覚を起こさせたにすぎませんが、めまいも、脳が感覚統合ができなくなることによって起きることがあります。これは脳血管障害性のめまいと呼ばれ、すぐに脳神経科を受診する必要があります。30分以上絶え間ないめまいが続く場合などは、これを疑ってください。顔のしびれ、物が二重に見えるという症状が出る場合もあります。

視覚障害が原因の場合は眼科、平衡感覚の異常が原因の場合は耳鼻科で、現代医学では平衡感覚に対する研究が圧倒的に進んでいますので、「めまい」と言えば、まず耳鼻科を受診するのが一般的になっています。

一方で、もっとも研究が遅れているのが「固有感覚の異常」です。

この治療にはR－TP療法が効果的です。「どこに自分の手や足があるか」といったことを感知する受容器に異常がある場合、そのR－TPを刺激することによって正常に戻していくわけです。特にめまいの原因になりやすいのは、顔や頭、首の筋肉や首の骨膜にある受容器です。受容器のセンサー異常によって、実際には5度しか首を曲げていないのに、20度も動いたという間違った情報が脳に伝わってしまうのです。この誤った情報は当然、視覚や平衡感覚からの正しい情報と矛盾するため、脳が混乱して「めまい」ということで落ち着こうとします。その結果、実際に「めまい」を感じることになります。R－TP療法でセンサーの過敏化をなくして、正しい情報を伝えるようにすることでめまいの改善が期待できます。

いわゆる「めまい」は一般的にぐるぐる視界が回るような回転性のものですが、ふわふわした感じ、ベッドから落ちそうな感じ、高いところが怖いと感じる、といった「めまい感」もあります。これは原因となったR－TPがどこにあるかによる違いです。

R－TPが原因となっているのは「良性発作性頭位めまい」や「持続性知覚性姿勢誘発めまい（PPPD）」と耳鼻科などで診断された場合に多いようです。これは寝返りしたり、横になっている状態から起き上がったり、不意に振り向いたり、棚の上の物を取ろうとして急に上を向いたりしたときにめまいが起こるものを指し、内耳の異常によるものとされることが多いですが、首の運動によって起こるめまいなので、固有感覚が原因の可能性も考えられます。

一般的に高齢者はめまいの予備軍といわれますが、それも年を重ねた分だけ刺激が蓄積されて過敏化が進んでいるからとも言えるでしょう。

「固有感覚の異常」によるめまいの例は数多く報告されており、耳鼻科で治療を行ってても効果があまり見られないのであれば、Ｒ‐ＴＰ療法を受けてみる価値があると考えられます。

第5章 自宅でできるR-TPのケア

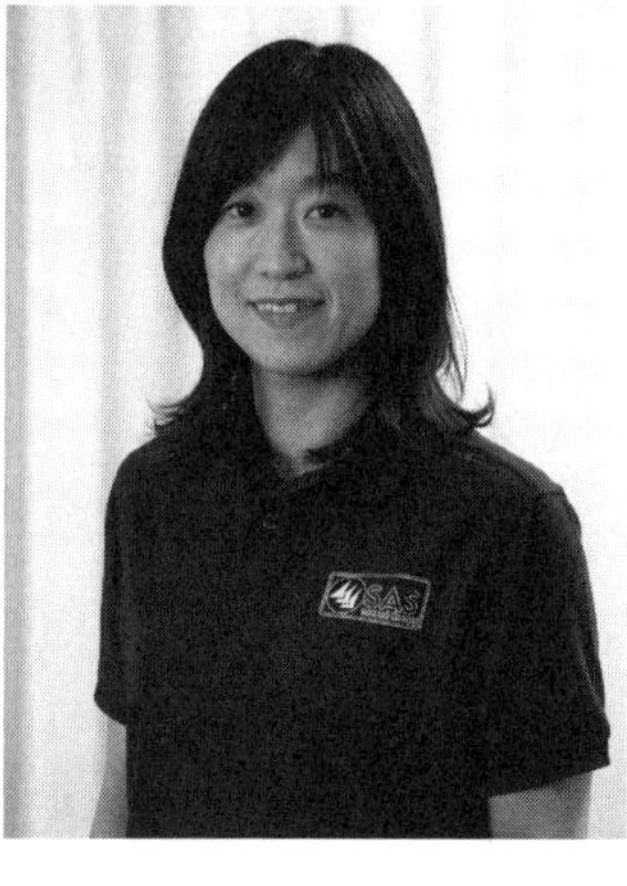

指導●田坂和子
京都府出身。関西鍼灸大学卒。バレーボール全日本女子、サントリーサンバーズ（男子Vプレイミアリーグ）などのアシスタントメディカルトレーナーを務める。2016年より関西医療大学保健医療学部非常勤講師。トリガーポイント研究会、SASマニュアルセラピー協会スタッフ

セルフでもペアでもできる簡単な方法

ここまで、「痛み」の原因の多くが過敏化した受容器（R－TP）であることについて書いてきました。

この章では、実際にご自身で、またはパートナーの助けを借りてご自宅でもできるケアを紹介しようと思います。可能ならば治療院でR－TP療法を受けていただければそれに越したことはありませんが、ご自宅でのセルフケアで改善できることもたくさんあります。

特に、まだ痛みが出ていない場合、なんとなく腰や肩が重いという場合、治療院でマッサージや鍼治療を受けるほどではないけれど、つい片手で疲れた肩を押したり、こぶしで腰を叩いてしまうことが多い、という方はぜひ試してみてほしいと思います。「肩こり」は感じていないけれど美容室などで「こってますよ」と言われた方にも最適です。

ご紹介するのは、セルフケアとペアケアの基本的な方法です。まずセルフケアを試し、その上で「押したときの強さと感覚」などを自身で知ってから、誰かの助けを借りてペアケアをやってみるといいでしょう。

このケアの目的はふたつ。

●現在の痛みを緩和すること
●近い将来痛みが出そうな部分をケアしておくこと

どちらも、受容器が過敏になっている部分を探し、その部分を適切な力で圧迫することで刺激し、刺激によって少しずつ受容器を正常に戻していくためのものです。

痛みを緩和するためには「責任Ｒ－ＴＰ」と呼ばれる「過敏化して現在の痛みの発生源になっているエリア」を刺激することが必要で、痛みの予防のためには、まだ責任Ｒ－ＴＰ化していないけれど、「近い将来痛みを起こす可能性のあるエリア」である「おとなしいＲ－ＴＰ」を刺激することが必要です。

このR‐TPは、筋肉の硬い部分、つまり「こり」「グリグリ」として自分の指で感じられるものの中、あるいはその近くにあることが多いのですが、必ずしも一致しません。

この章では、痛みを感じている場所と、発生源になっている責任R‐TPがある可能性が高い場所を、できるだけわかりやすく説明しますので、これを参考にして、その周囲を少しずつずらすなどして、まずは「ポイント」を探してください。

「痛みやこり感を感じている場所」「こりがある場所」にこだわりすぎず、そのポイントを押すとどう感じるか、少し離れた場所を押したときとどう違うか、といったことを自分で感じ取りながらやってみてください。

「ポイント」が見つかれば、範囲を広げて「エリア」として刺激してください。

肩こりや腰痛というと、どうしても痛みやこりがある部分の周囲を広い範囲で「とにかく周囲を揉む」「叩く」などしたくなりますが、まずどんな場合でも避けてほしいのは「強く揉むこと」「強く叩くこと」です。

痛みを感じていてもいなくても、筋肉などへの強すぎる刺激は、新たな炎症を起こす可能性が高く、揉まれている間だけは少し楽な気がしても、痛みの改善にはつながりません。むしろ悪化させることが多いので、避けてください。強めのマッサージを受けた後などで、筋肉痛のような痛みを感じた経験がある方もいると思いますが、これはいわゆる「揉み返し」というものです。揉み返しは「好転反応」とされることもありますが、ほとんどの場合、強く揉みすぎたことによる筋線維や筋膜の小さな損傷から生じる痛みです。

自宅でのケアを行う場合、「プロ並みに強く押さないと効果が出ない」と思うのは間違いです。ペアの場合も「もっと強く押して」「もっともっと」と頼むのは避けてください。「そこではない」「効いていない」と感じる場合は、そのポイントをさらに強く押すのではなく、少しずつ場所をずらして同じ力で圧迫し、ポイントを探すようにしてください。強さが足りないのではなく、ポイントが間違っていることがほとんどです。

ツボ押し棒のようなものを使ってもかまいませんが、これはより強く押すためのものではなく、あまり指に負担をかけずに深い場所まで力を伝えやすくするためのものです。くれぐれも「強いほうが効く」「痛いほうが効果的」と考えないようにしてください。効果が実感できない場合でも、無理に「あちこち強く押す」ことだけは避け、専門家の治療院を受診してください。

痛みがある場合もない場合もやってみよう

①現在痛みがある場合

肩こり、腰痛、膝痛などがある場合には、直接痛みの発生源になっている責任R-TPを探して刺激します。

まず、セルフで行う場合には、いきなり「痛いと感じているところを押す」前に、この章で該当する痛みの部分に対応するポイントを確認し、そこをゆっくりと押してみてください。最初はできるだけ力を入れずに指でじっくり押してみましょう。手の中指はもっとも触覚に対して敏感とされています。中指だけで押しにくければ、人さし指と中指の2本を使って、じっくり圧力を加えます。その部分を押したときに、「今感じている痛みと同種の痛みが再現される」または「あ、ここだ！」という、「痛み」あるいは「痛気持ちいい」感覚があれば、そこが責任R-TPです。

この感覚は「ただ痛い」と感じる人もいれば「痛気持ちいい」と感じる人もいて、個人差が大きいものです。まず痛くない場所、触って筋肉が硬くなっている場所、痛い場所、それぞれを同じ力で押してみて、「その違い」を感じるようにしましょう。

【ポイントの探し方のコツ】

A「押すといつも感じている痛みが再現されるポイント」「あ、そこだ！　と感じるポイント」

➡責任R-TPである可能性が高い

B「押すと痛気持ちいいポイント」「ズーン、またはジーンとひびくポイント」

➡責任R-TPまたは、おとなしいR-TPである可能性が高い

C「押してもまったく痛い感覚はない」「もっと押しても平気」なポイント

➡受容器が正常なポイント

【押し方のコツ】

Ａのポイント（責任Ｒ－ＴＰ）を「痛気持ちいい」「少しだけ痛いかな」という強さで約10秒圧迫します。これを数回繰り返してください。

指（ツールを使っても可）で圧迫する場合、指を押し込んでからさらに力を入れてグリグリ動かして揉むのは避けましょう。ページごとに注意点を書いておきますが、基本は「約10秒同じ力で同じ場所を圧迫して離す」です。押した場所で多少動かす場合でも「押し込んだら、押した指を小さく揺らす」ていどが適当です。

②現在痛みは感じていない場合

肩こりや腰痛を感じていない場合でも、「おとなしいＲ－ＴＰ」は、ほとんどの人の体にあちこちに存在します。これがＢのポイントです。こうした「将来痛みの発生源になる可能性が強いＲ－ＴＰ」を日常的にケアしておくといいでしょう。

これは日常のストレッチと同じように、将来的に痛みが出ることを防ぐ目的で行います。R-TPは、あちこち押してみるとわかるのですが、ズーンとひびくように感じるポイントです。「肩こりも腰痛も感じていない」という人でも、押してみると明らかに、まったく異常がない🄲とは違う感覚が生じる場所があるはずです。そこがR-TPで、そのまま放置していると何かのきっかけで強い痛みを感じるようになることがあります。その典型例が「ふとしたはずみのぎっくり腰」や「寝違え」「急な肩こり」などです。

痛みがない場合でもせめて週に1回くらいは、ご自身で「ちょっと気になっている個所」のページを見て、R-TPの刺激を行ってください。しばらく同じ箇所の刺激を続けると少しずつ、「痛気持ちいい感覚」ではなく、「ただ押されているだけの感覚」に近づくはずです。「ただ押されている感覚」になれば、その部分の受容器の過敏化が治まり、正常に戻ったということです。

なお、痛みがある場合もない場合も、R-TPの存在にかかわらず、「筋肉のこり」「硬さ」がある場合は多いものです。R-TP療法の直接の目的は「痛みをとる」「痛みの発生を予防する」ためのもので、受容器の過敏化を正常化するものですが、結果的に筋肉の硬さそのものをとることにもつながります。

直接痛みの原因になっていない場合でも、筋肉は硬くなっているより柔らかさを保っていたほうがいいことは4章でも述べたとおりです。

ここで紹介する方法は、筋肉の硬さ＝こりをとるためにも有効です。

筋肉の硬さは、血液循環を改善することで解消されますから、ここで紹介した方法以外、つまり「温める」「ストレッチを行う」「ジョギングなどの運動をする」といったこともちろん有効です。

ぜひ併用してください。

必ず運動を併用しよう

痛みがある場合でも、運動は非常に有効です。

最新の研究でも、「受容器の過敏化」は、運動によって正常に戻せることがわかってきています。要は「痛いから動かさない」ではなく「痛くても動かせるところは動かす」ということが大切なのです。

かつては「痛みがあるときは安静」という考え方が主流でしたが、最近では運動を行うことによるさまざまなメリットが見つかり、「安静は麻薬、運動は万能薬」とまで言われるようになってきました。病院では手術したその日から、痛みがあっても立って歩くことが勧められるほどです。

座っているだけでも体を支える筋肉は働いていますが、筋肉を伸び縮みさせて体を動かすことが大切です

痛みがない人も、１日最低でも２時間以上立って体を動かすことが健康の秘訣です。ただし、１日５時間以上立つと腰痛や膝関節痛の原因になるとも言われていますので、やりすぎは禁物です。

まず１時間に１回、５分間歩く運動から始めてみてはいかがでしょうか。

たとえば、実際に感じている痛みが肩で、肩が動かせないくらいの状態であった場合

でも、受容器の過敏化が原因の場合は、動かせる反対側の肩や足の運動を行うことで痛みが軽減する、つまり受容器が正常に戻っていくのです。ケガの場合でも急性期を過ぎれば、動かせる部分はできる限り動かすことが筋力の衰えを防ぐだけではなく、ケガが治った後の痛みが慢性化することを防ぎます。

ストレッチも刺激を減らす効果がある

「過敏化した受容器」と「刺激」の2つが揃うと痛みを感じます。「過敏化した受容器」に対してはR－TP療法が有効だということを説明してきましたが、「刺激」が通常以上に強くなってしまっている場合には刺激量を減らすことも有効です。

患者さんが訴える症状のひとつに、スターティングペイン（動作開始時痛）があります。スターティングペインというのは、朝起きた後や同じ格好を長時間とった後、しばらくの間は体を動かすと痛いという症状です。この痛みは体操をしたり、しばらく体を動かしたりしていると自然と痛みが和らいでいくという特徴を持っています。このスターティングペインが起こる原因には、筋肉の硬さが大きく関わっています。睡眠や同じ格好を長時間とったことでこわばり、硬くなった筋肉を無理やり動かそうとすると、普段よりも強い負担（刺激）が発生することになり、痛みが起きます。しばらく体を動かしているとこわばった筋肉がほぐれてきて、負担（刺激）が減り、自然と痛みが和らいでいきます。そのため日頃から体を柔らかくし、こわばりにくい状態にしておくことで防げます。このような痛みを感じている方は、夜寝る前や気がついたときにこわばりやすい筋肉をストレッチしておくことが重要です。

重要なポイント

1 「揉む」ではなく「押す」
2 押した指は動かさない！
3 「痛気持ちいい強さ」で行う
4 「ズーン」とひびく状態で10秒続ける

深い場所にも刺激を入れるコツ

1 筋肉が緩む姿勢で行う
2 筋肉の隙間に入れるイメージで行う
3 身近な道具を使う

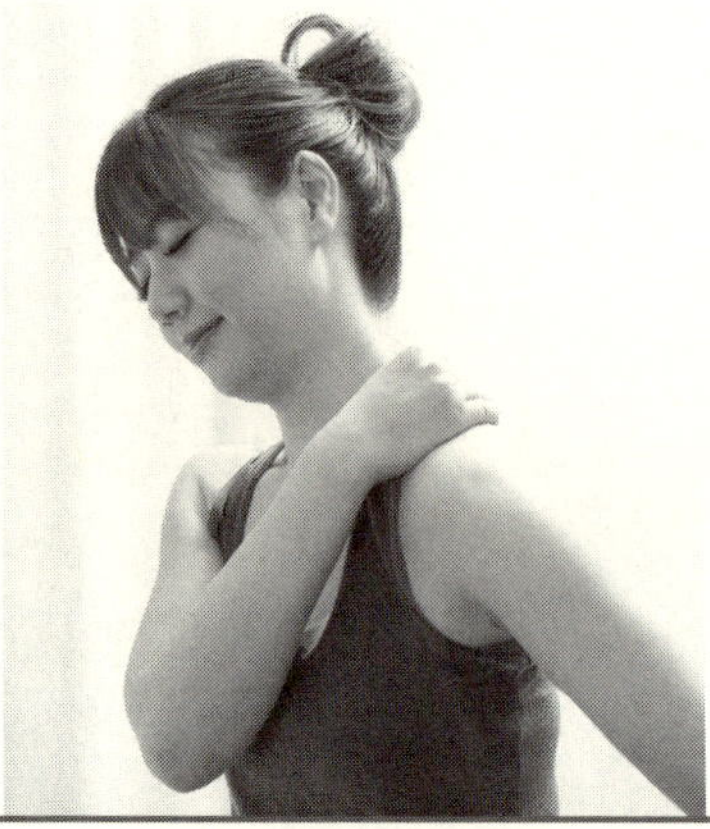

あると便利な器具

指を痛めず、弱い力でも深部を刺激するためには
身近な道具を使うのが有効。
ツボ押し用の棒、麺棒などでもかまわない。

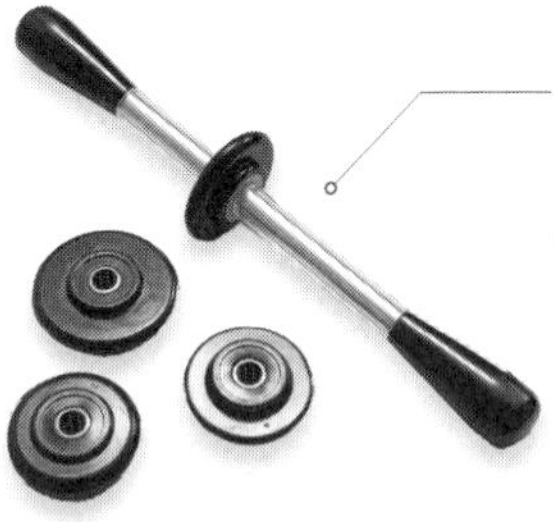

●SASトリートメントツール

弱い力でもしっかりと深い場所にアプローチができる。転がさず、押すように使う。

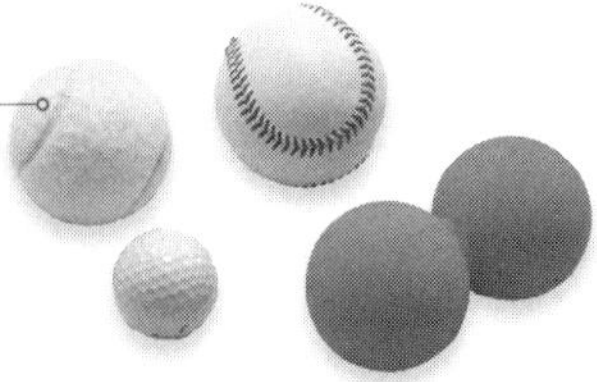

ボール類●

ボールの上に仰向けに寝る、手に持って患部を押すなどして使う。硬さや大きさは痛みがなく、気持ちのいいものを選ぶ。

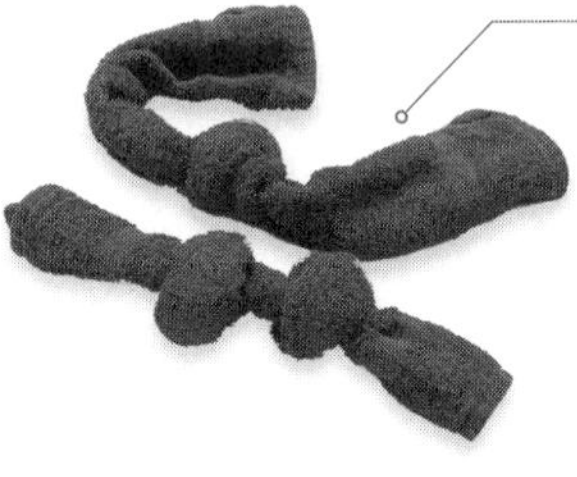

●タオル

結び目を作ってボールと同じように使う。結び目の大きさ、硬さは好みに合わせて調節する。痛い場合は結び目を大きく緩めに。結び目の上に仰向けに寝るなどして使う。

首のこり感と痛み

こんな痛みに効果的

- 寝違えた場合
- 首を曲げたり伸ばしたりしたときに痛い場合
- 横を向いたときに向いた側の首すじが痛い場合

R-TPがある筋肉

頭最長筋

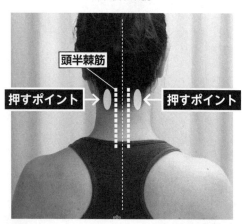

POINT

- 頸椎の左右の頭半棘筋《とうはんきょくきん》の外側にあるくぼみを圧迫する
- 押す方向は前方＝顔の方向に向かって押し込む

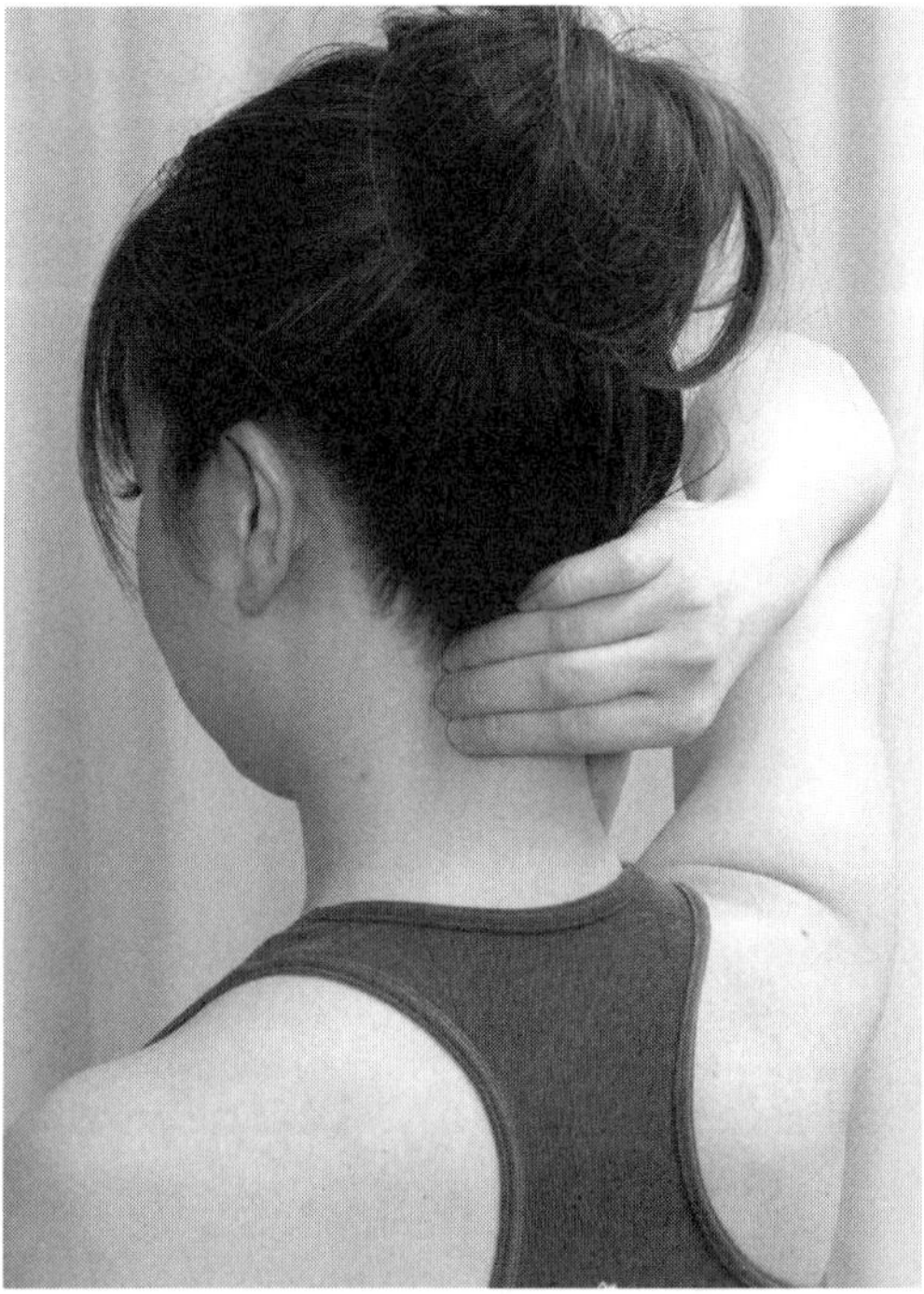

①頸椎の左横のくぼみを中指と人さし指で押さえ、
前方に向かって10秒圧迫する
②右横も同じように10秒圧迫する

首のこり感と痛み

こんな痛みに効果的

- 上を向くと首が痛い場合
- 頭痛がある場合
- デスクワークが長い場合

R-TPがある筋肉

頭半棘筋・多裂筋

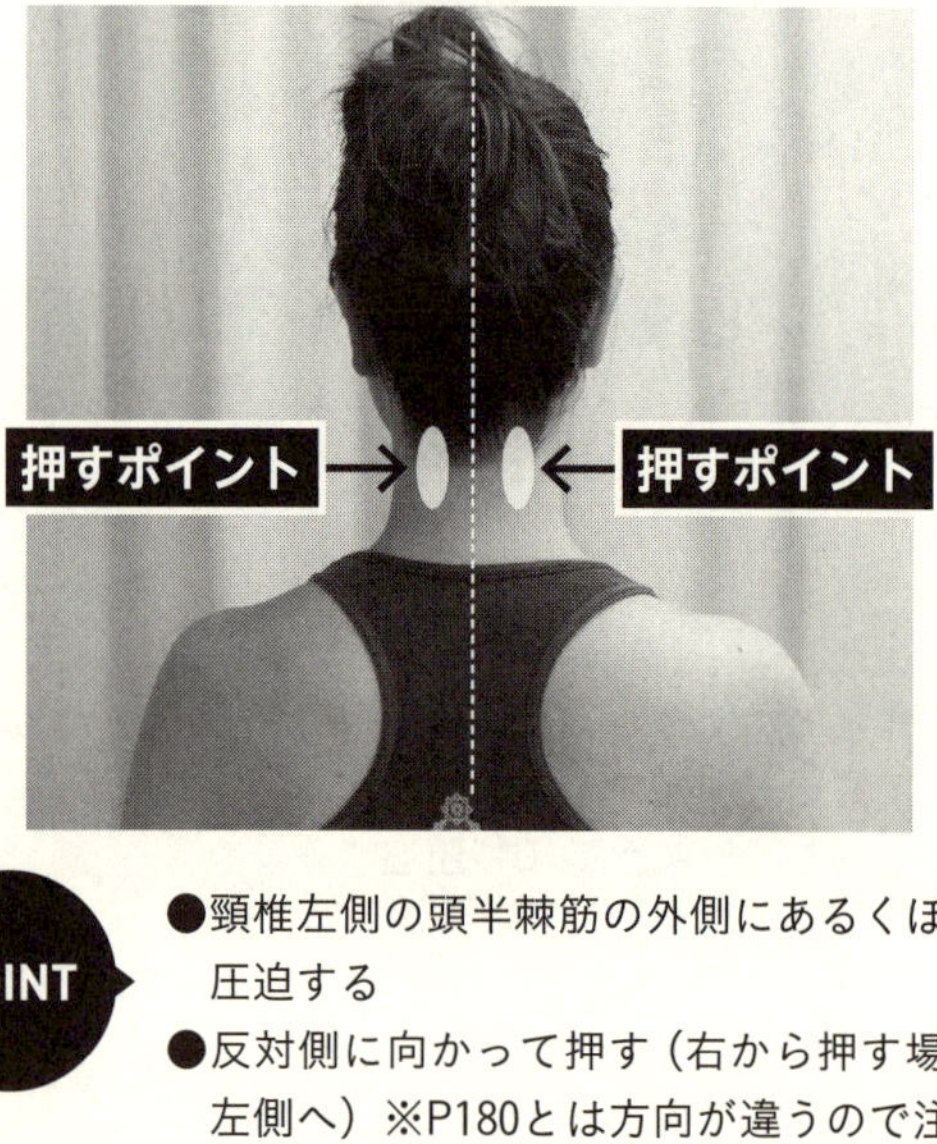

POINT

- 頸椎左側の頭半棘筋の外側にあるくぼみを圧迫する
- 反対側に向かって押す（右から押す場合は左側へ）※P180とは方向が違うので注意

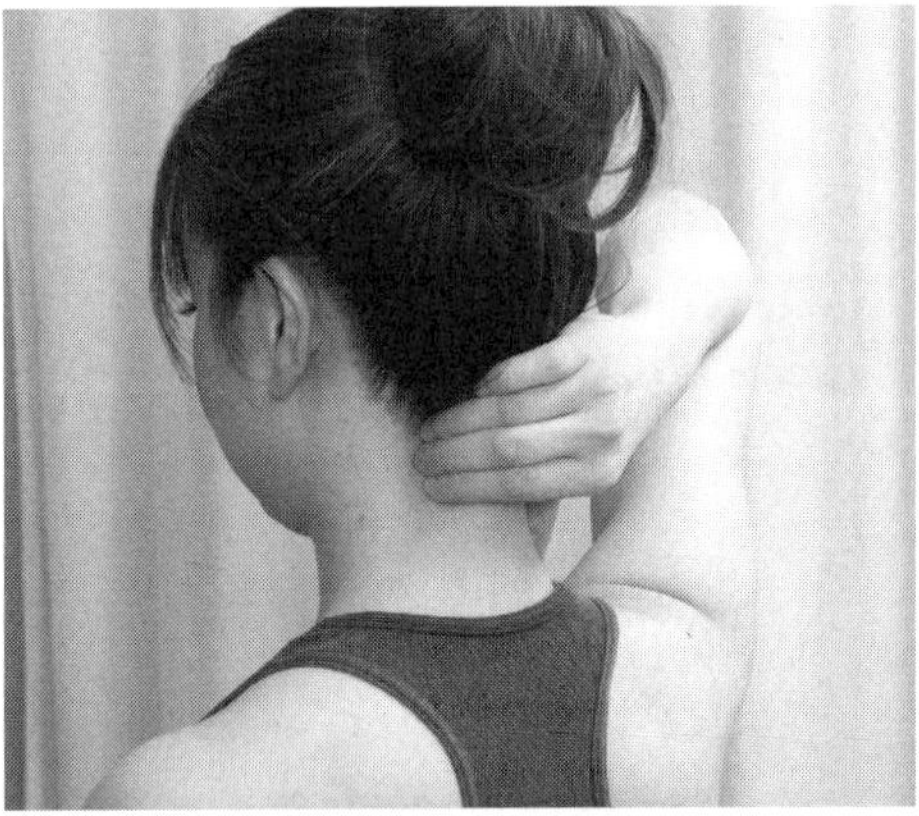

①外側のくぼみに手を当てて内側（頸椎がある方向）に圧迫する。

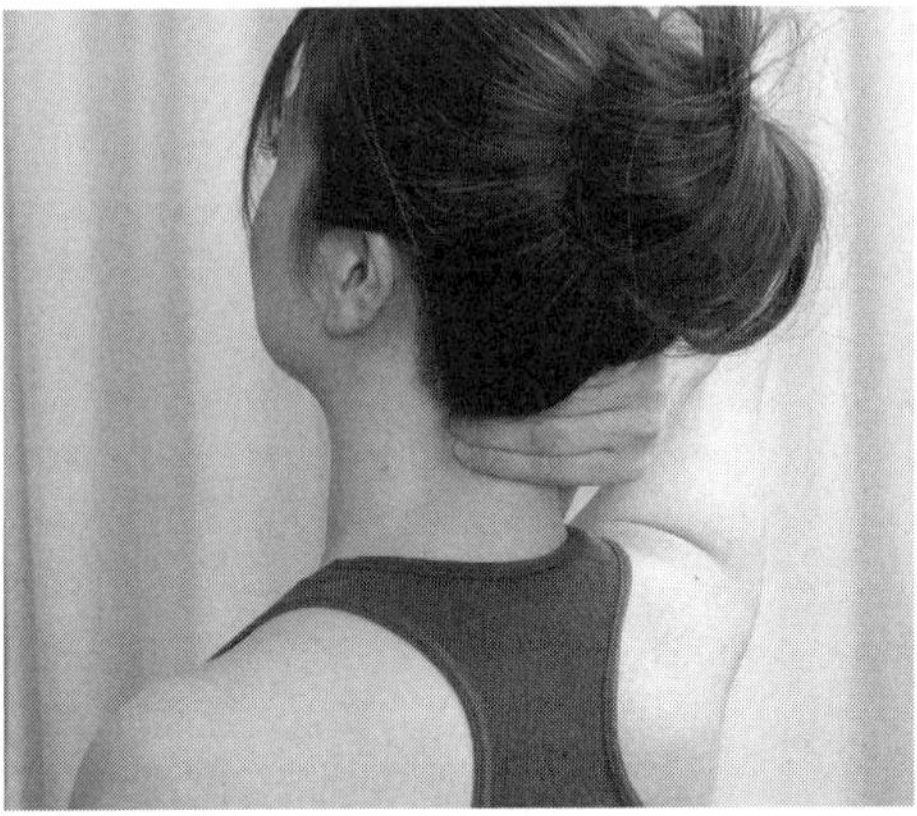

②押しながら上を向くと深部の多裂筋にもアプローチできる

首のこり感と痛み

こんな痛みに効果的

●慢性的な肩こりがある場合
●頭痛がある場合　●めまいがある場合
●目の疲れがある場合

R-TPがある筋肉

後頭下筋

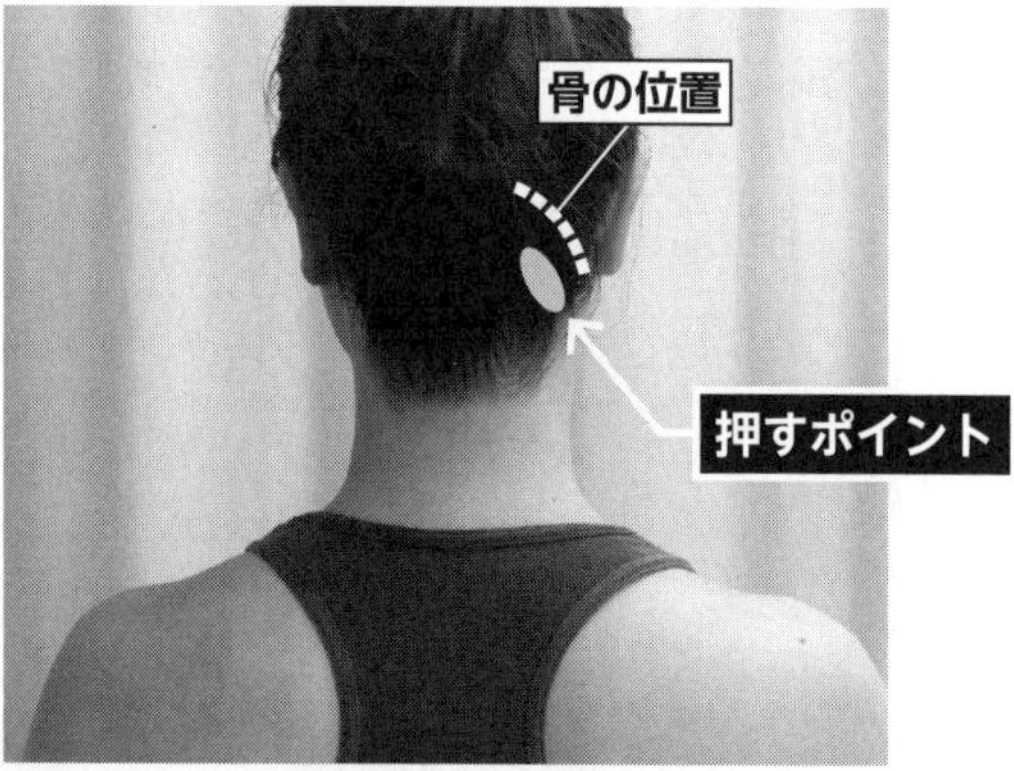

POINT

●耳の後ろの骨と後頭部の出っ張った骨を確認し、その少し下にある頭の付け根にあるくぼみを圧迫する
●押す方向は「反対側の目」（右のくぼみは左の目の方向に押す）

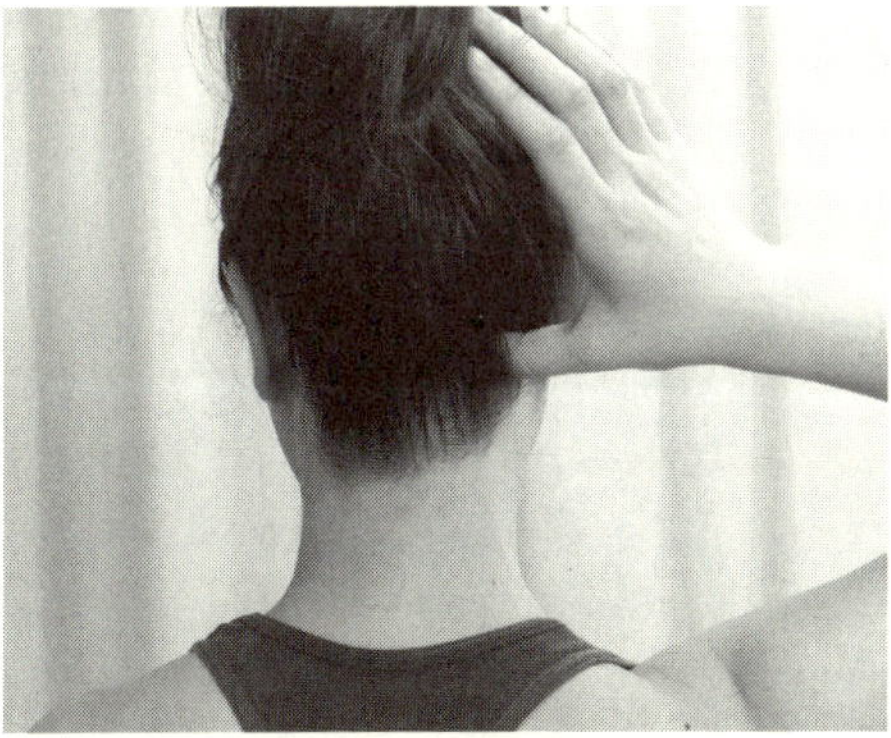

①頭の付け根にあるくぼみを押さえる

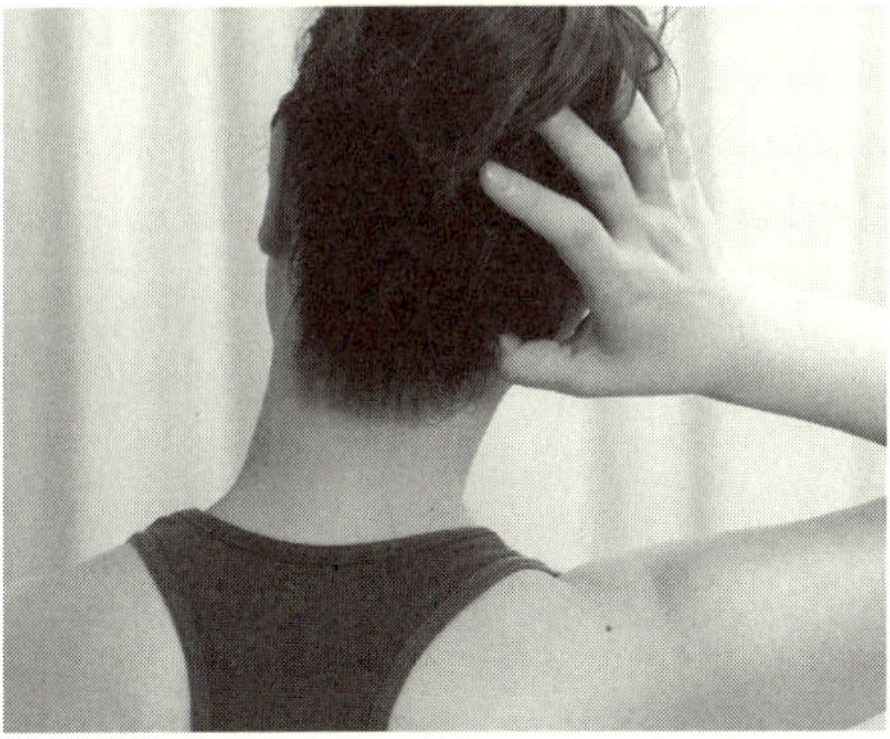

②指は動かさず、そのまま頭を斜め後ろに倒していく。10秒圧迫し、反対側も行う

★頭を横に倒すほうがよく効くこともあるので痛くない範囲でいろいろな方向に動かしてみよう

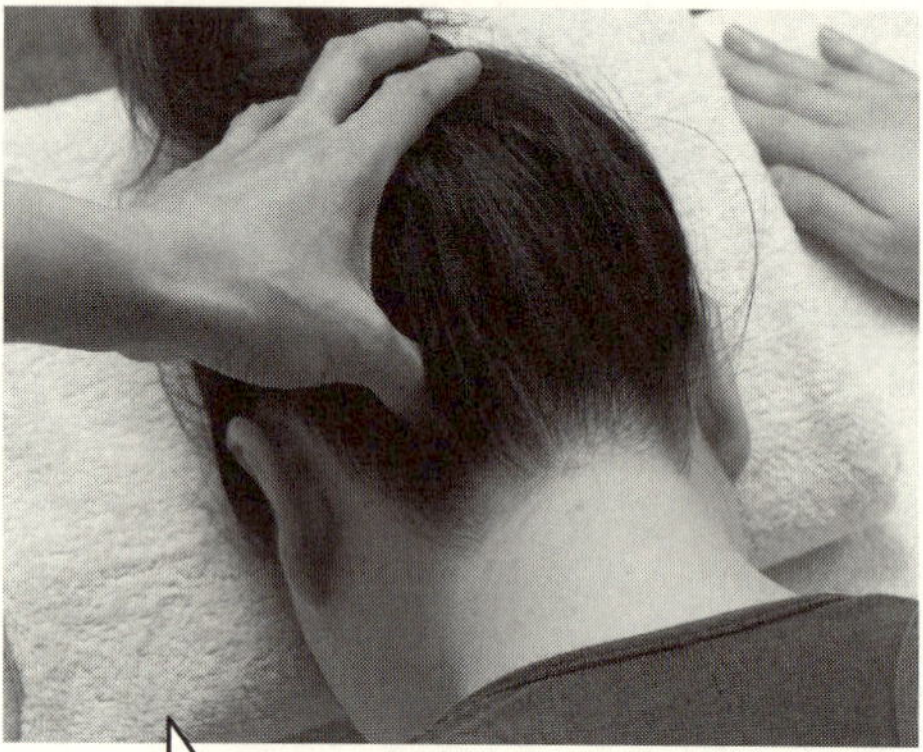

ペアの場合は、バスタオルなどをたたんだ低めの枕に顔をつけてうつ伏せになって行う。圧迫する側は押すポイントをよく確認し、相手が痛みを訴えた場合は押す力を緩めるか、中止する

POINT

- ●耳の後ろの骨と後頭部の出っ張った骨を確認し、その少し下にある頭の付け根にあるくぼみを圧迫する
- ●押す方向は反対の目の方向

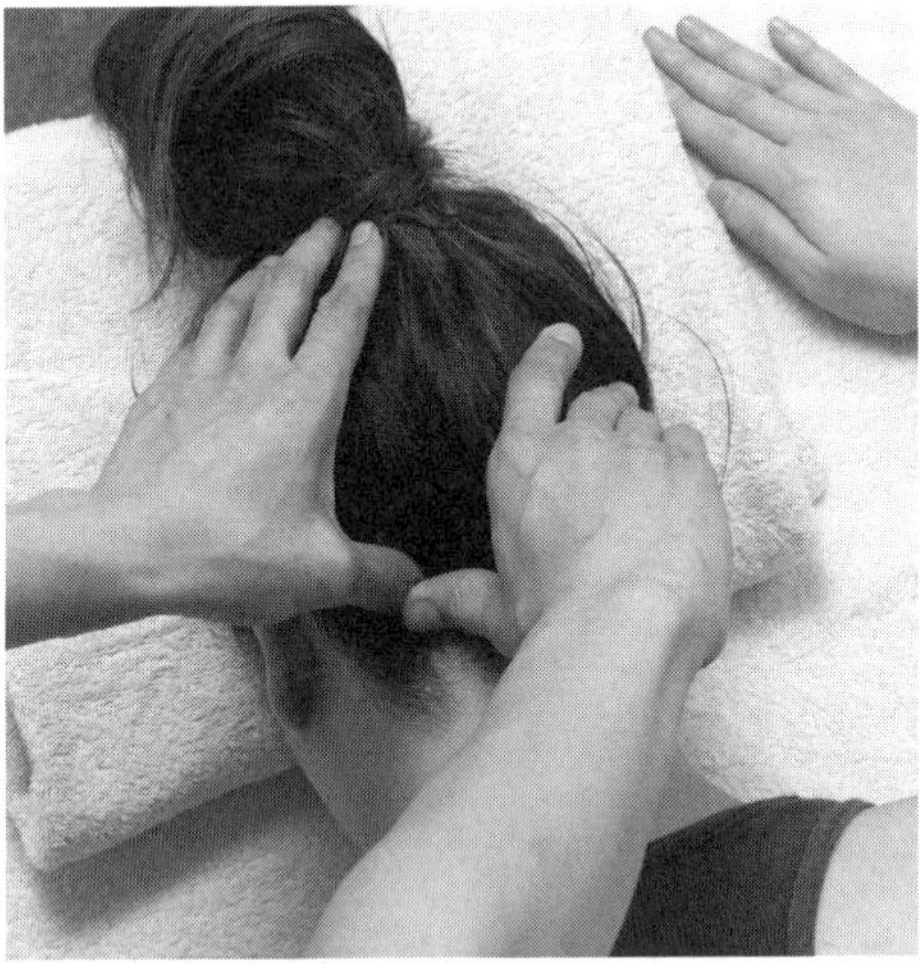

①頭の付け根にあるくぼみに左手の親指を当て、
右手の親指を重ねて、右目の方向に圧迫する
②指は動かさず、10秒圧迫したら反対側も行う

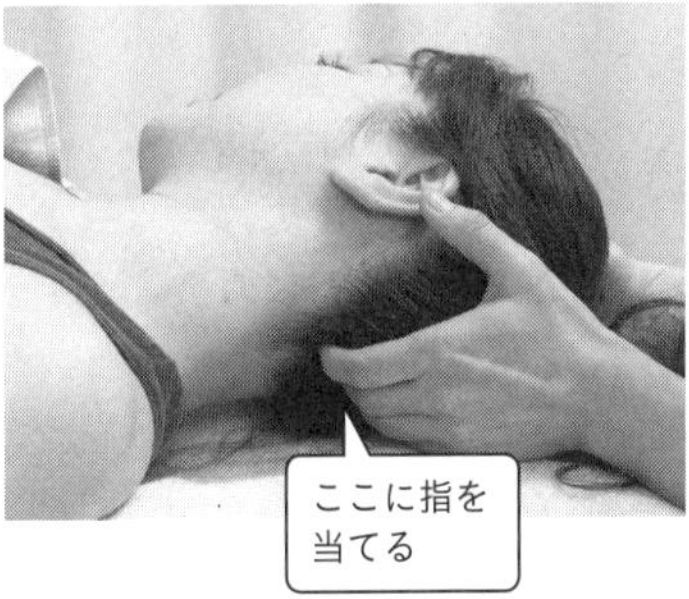

★仰向けで行う場合は中指と人さし指をポイントに当てて押す。この場合は左右のポイントを同時に圧迫してよい

肩のこり感と痛み

こんな痛みに効果的

●横を向いたときに反対側の首・肩が痛い場合
●慢性的に肩がこっている場合
●頭痛がある場合

R-TPがある筋肉

僧帽筋

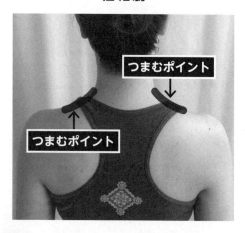

POINT

●僧帽筋の位置を確認して、前の部分に親指を引っ掛け、人さし指・中指で挟み込む
●筋肉の塊を指先でつまむようにする。大きくつまみすぎないよう注意

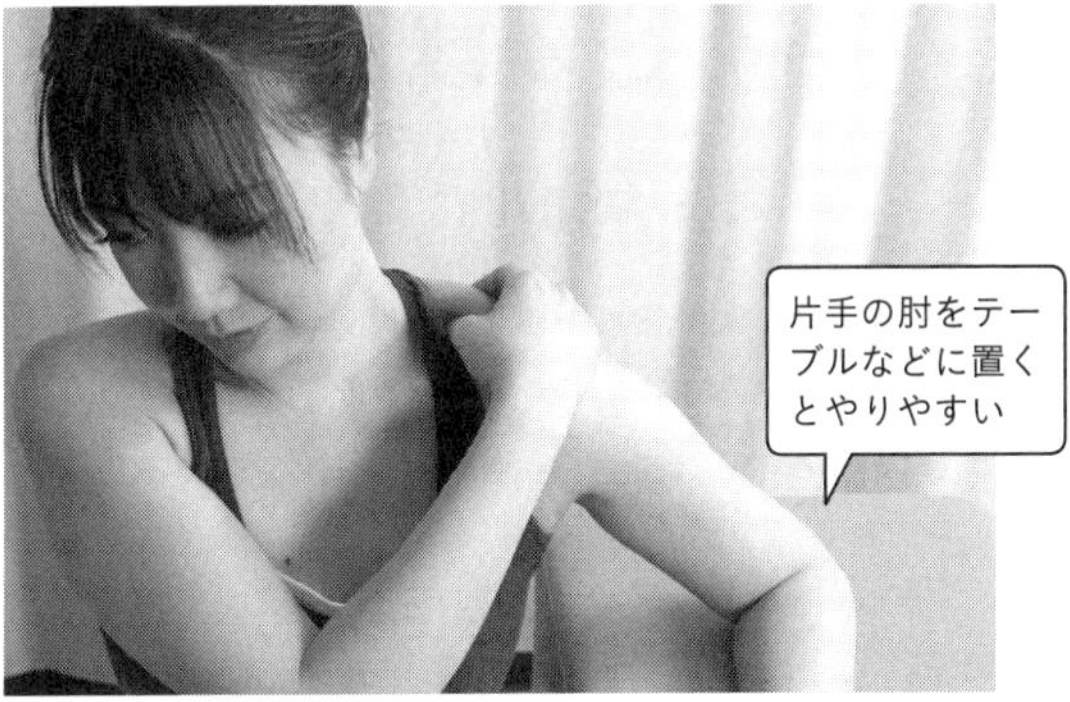
片手の肘をテーブルなどに置くとやりやすい

①片手で反対側の僧帽筋をつまむようにする。10秒圧迫し、少しずつ左右にずらしながら、ズーンと効くポイントには時間をかける
②左右ともに行う

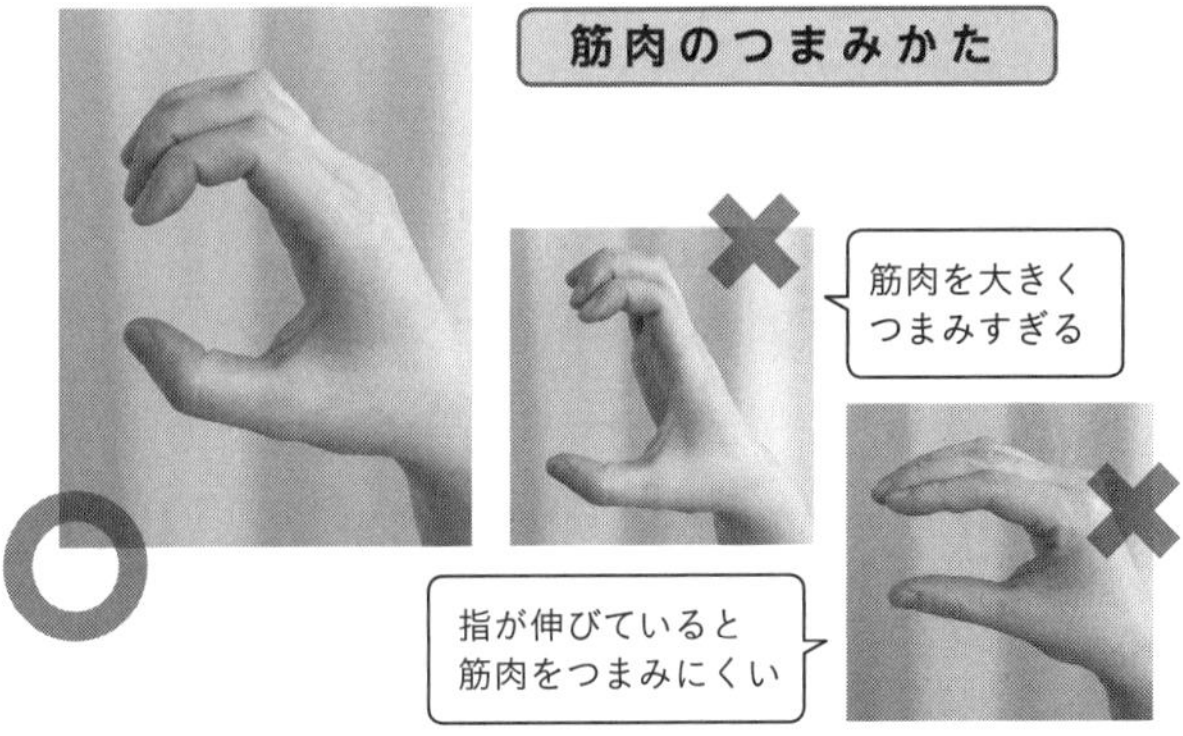

筋肉のつまみかた

指が伸びていると筋肉をつまみにくい

肩のこり感と痛み

こんな痛みに効果的

- 肩をすくめると痛い場合
- 慢性的に肩が凝っている場合
- 日常的にショルダーバッグを使っている場合

R-TPがある筋肉

肩甲挙筋

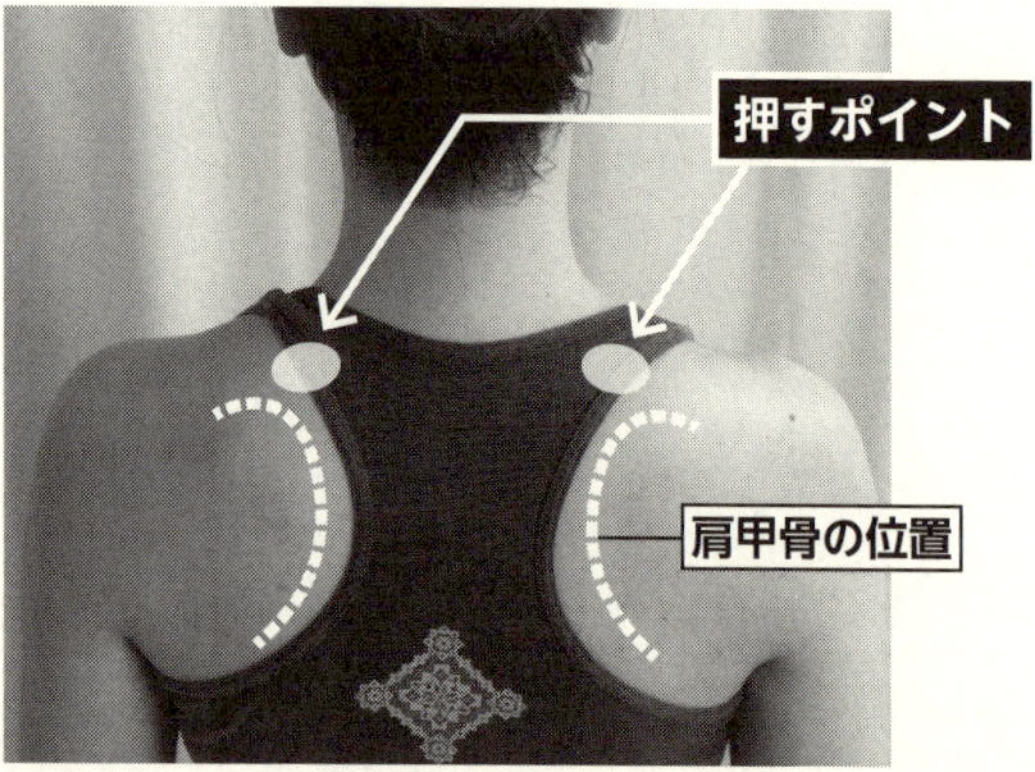

POINT

- 肩甲挙筋は僧帽筋の下にある。肩甲骨のてっぺんの内側を圧迫してアプローチする
- 筋肉の塊に人さし指・中指を当てて、前方、斜め下に向かって圧迫する
- 肩甲骨のてっぺんは痛いので圧迫しない

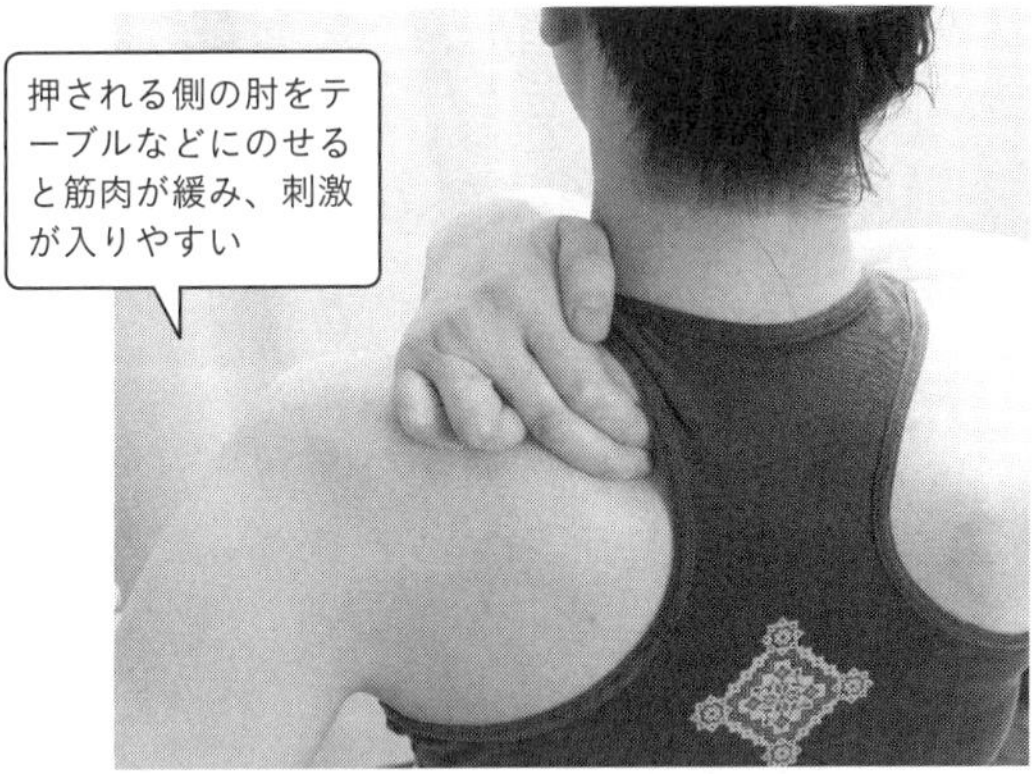
押される側の肘をテーブルなどにのせると筋肉が緩み、刺激が入りやすい

①片手で反対側の肩甲骨の内側にあるポイントを探し、中指と人さし指で10秒圧迫する
②左右ともに行う。

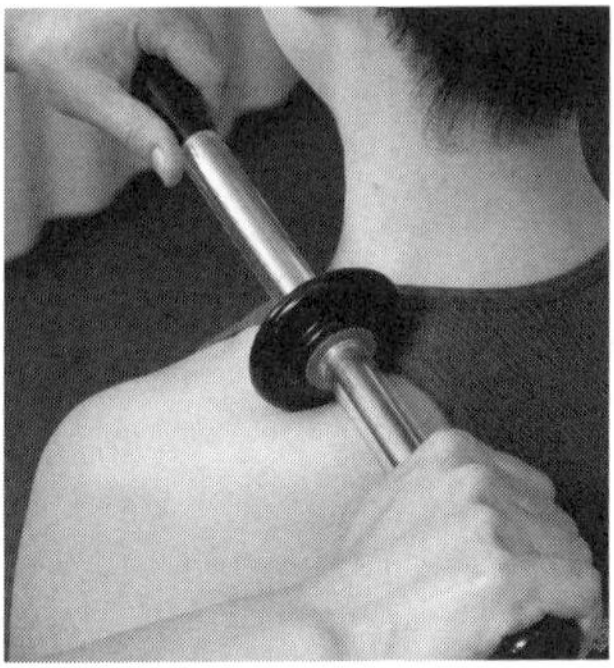

★肩甲挙筋の上にある僧帽筋が硬くなっている場合は、ツールなどで圧迫してもらうとよい（ツールは転がさず、1カ所で押し、前後に小さく揺らすようにする）

肩のこり感と痛み

こんな痛みに効果的

●頭を横に倒すと痛い場合
●慢性的に肩が凝っている場合
●腕がしびれている場合

R-TPがある筋肉

斜角筋

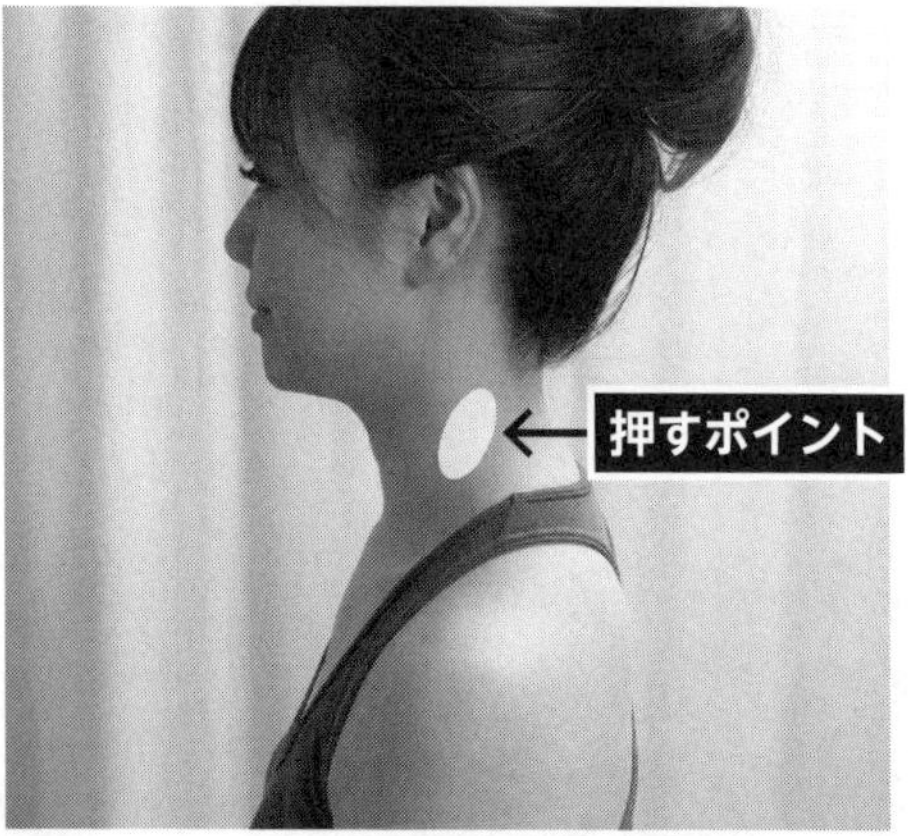

POINT

●僧帽筋と胸鎖乳突筋の間にあるのが斜角筋
●押した指は動かさない
●腕に行く神経が走っているので傷つけないよう、5秒圧迫したらポイントをずらすこと

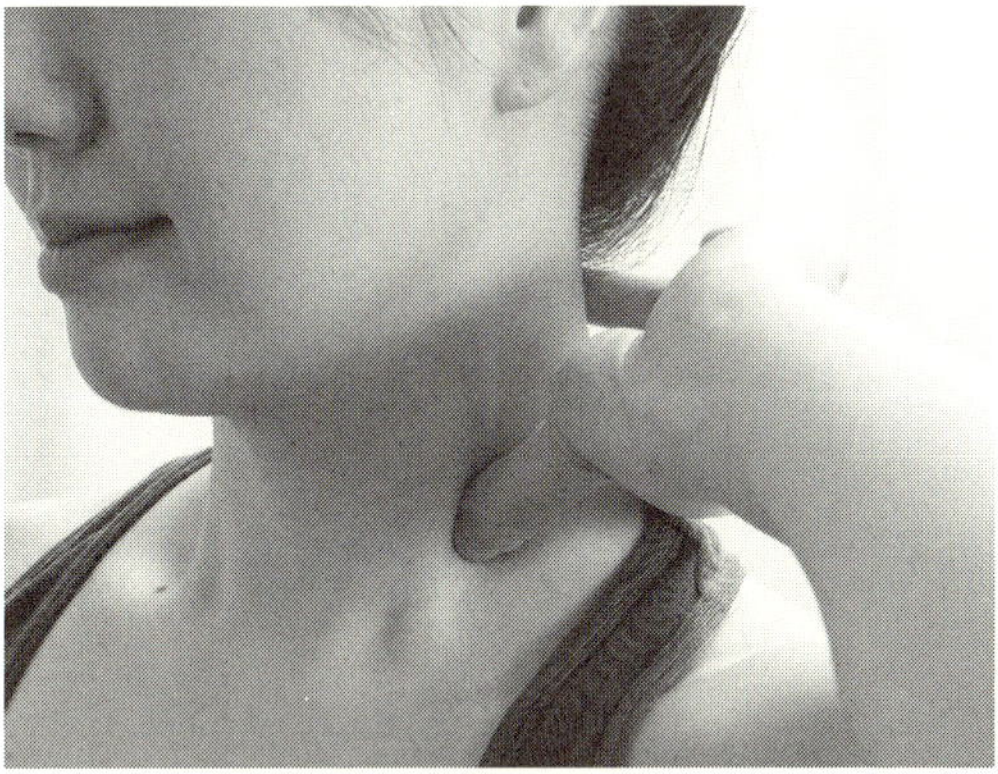

①ポイントに親指を当てる

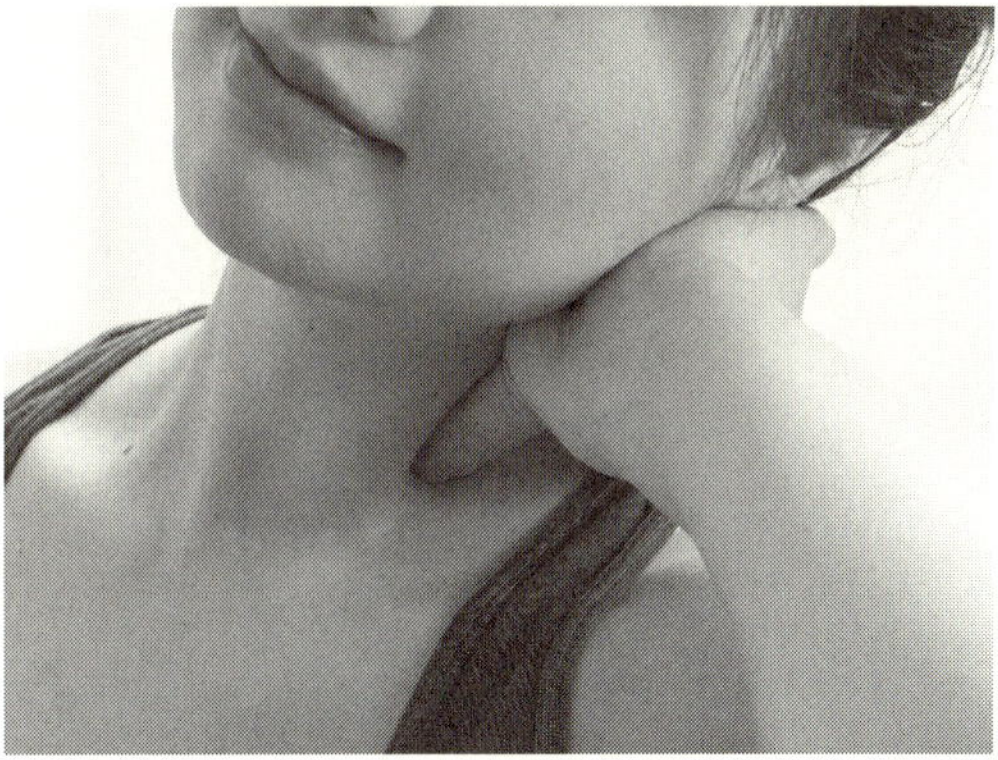

②指は動かさず、頭を横に傾けていく。５秒圧迫したら、ポイントを少しずつずらしながら行う。反対側も同様に行う。

首のこり感と痛み

こんな痛みに効果的

●頭痛がある場合
●横を向くと反対側の首、頭が痛い場合
●首を横に倒すと痛い場合

R-TPがある筋肉

胸鎖乳突筋

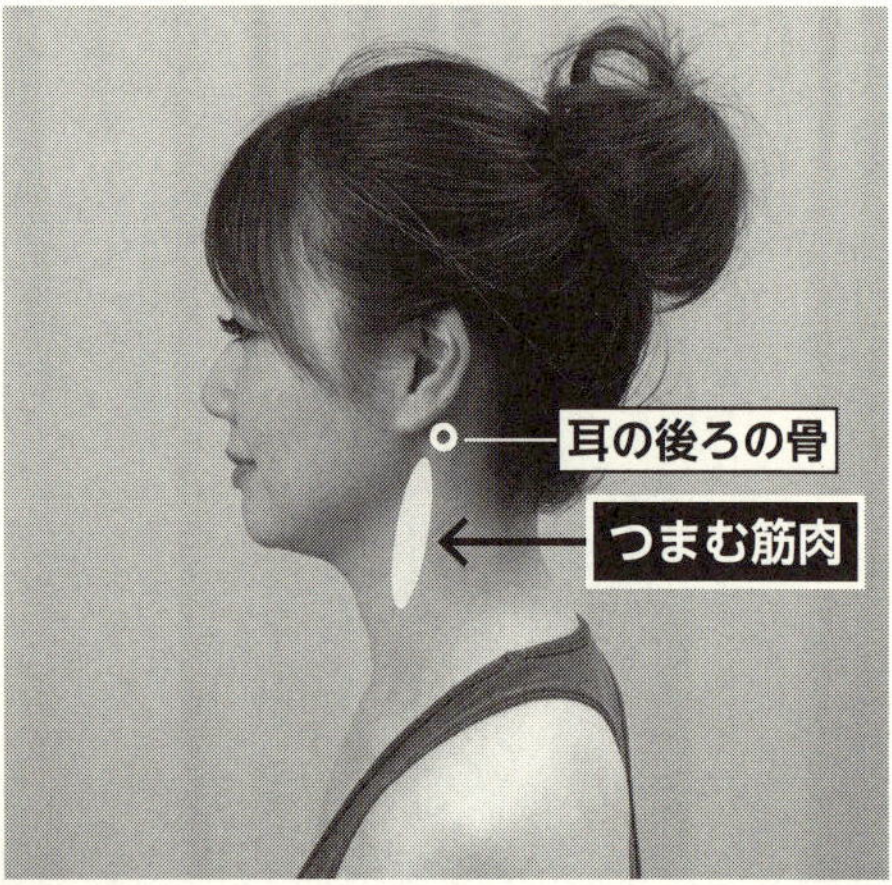

POINT

●耳の後ろの骨から胸をつないでいる筋肉をつまむ
●親指と人さし指の側面を使って行う

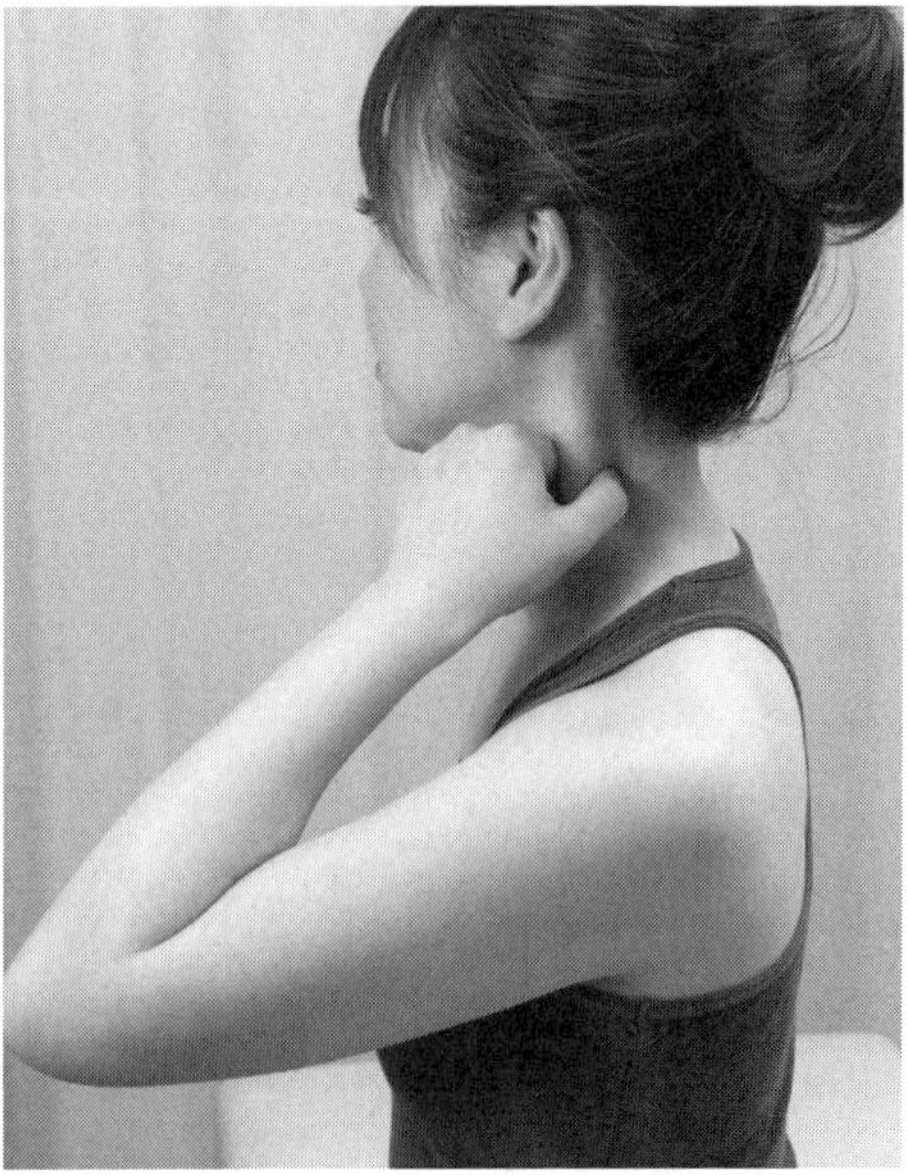

筋肉をつまんだら、そのまま10秒圧迫する。左右同時につまむと苦しくなるので、片方ずつ行う

腰の痛み

こんな痛みに効果的

●洗顔時などに前かがみになると腰が痛い場合
●腰を斜め後ろに反らすと痛い場合

R-TPがある筋肉

脊柱起立筋

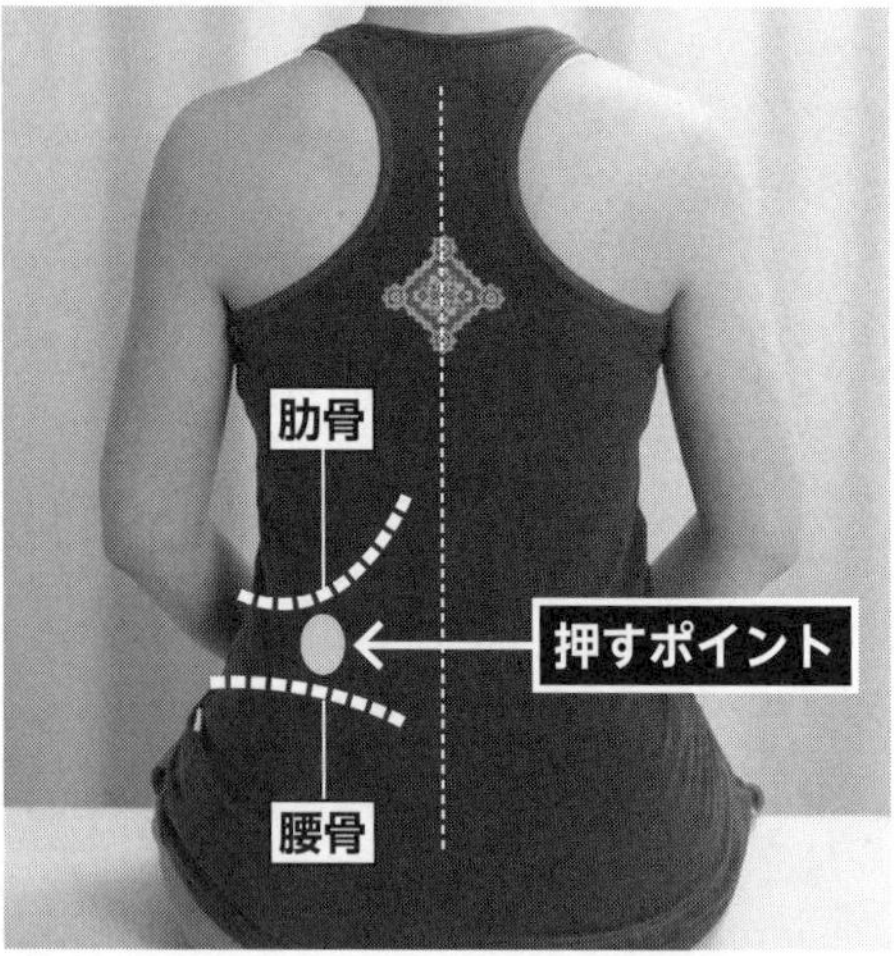

POINT

●腰骨と肋骨の間を圧迫することで脊柱起立筋にアプローチする
●腰が盛り上がった部分の外側に指を当てる

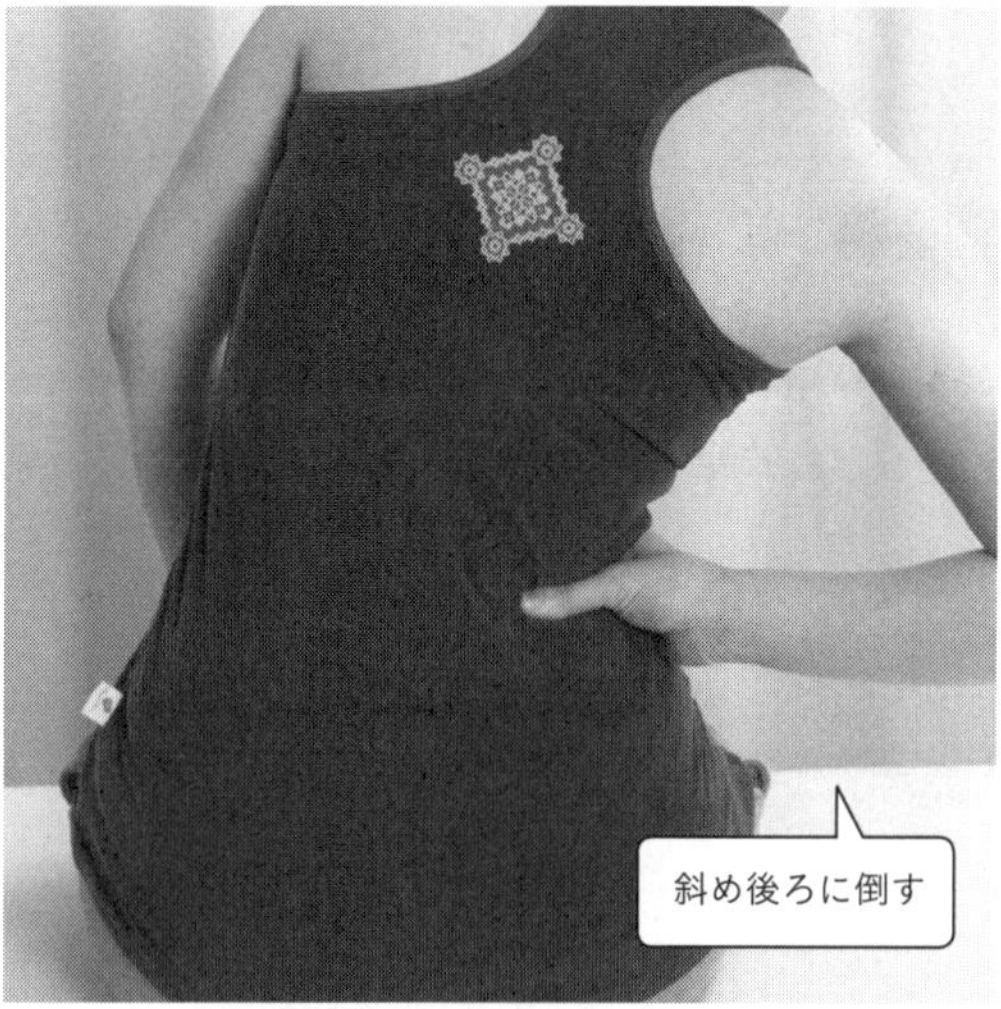

①腰の盛り上がりの外側に指を当てる
②指を当てたまま動かさず、体を斜め後ろに倒していく。10秒ほどキープして何度か行い、反対側も同様にする

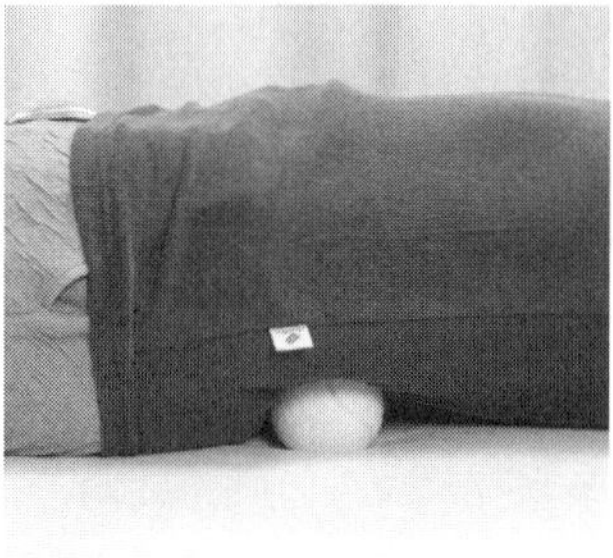

★テニスボール、ゴルフボールなどをポイントに当てて圧迫してもよい

腰の痛み

こんな痛みに効果的

●腰を横に倒すと痛い場合
●腰が痛くなってからくびれがなくなった場合
●入院など長時間仰向けに寝ていて腰が痛くなった場合

R-TPがある筋肉

腰方形筋

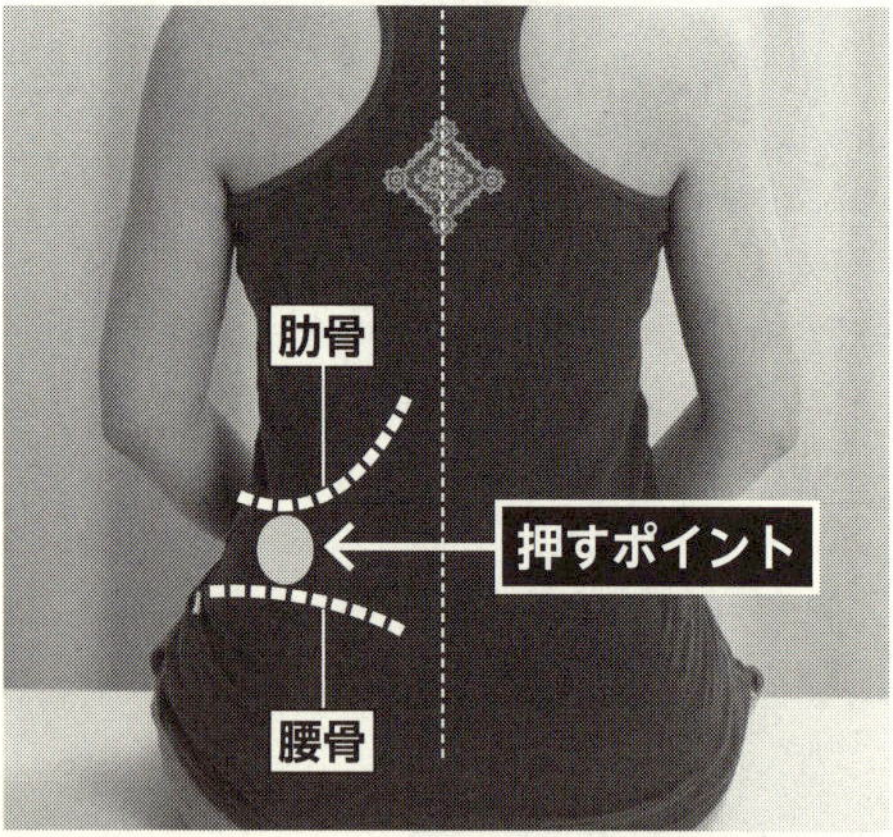

POINT

●脊柱起立筋を圧迫する場合に近いが、それよりもやや外側のウエストのくびれに指を当てるようにする
●体は真横に倒す

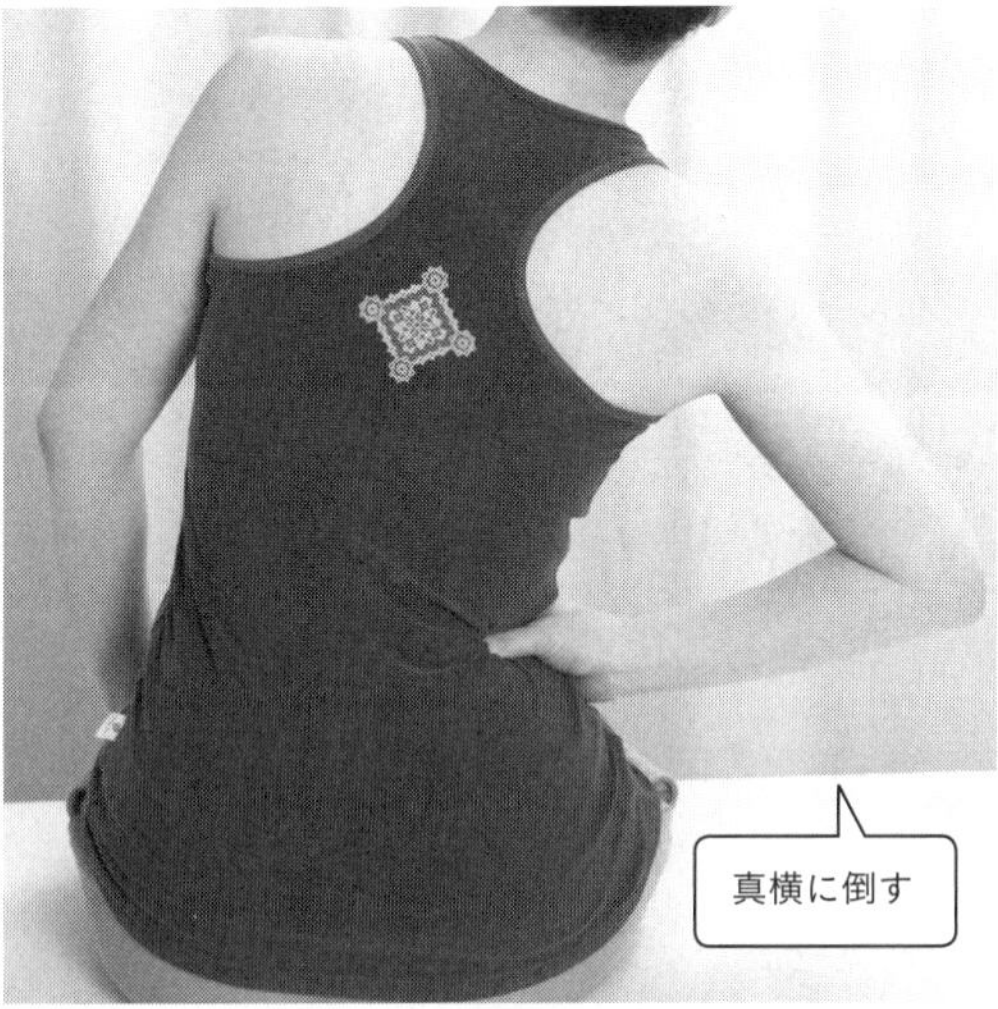

①ウエストのくびれを確認して指を当て、そのまま指は動かさず、真横に体を傾け10秒キープする。何度か行う
②反対側も同様にする

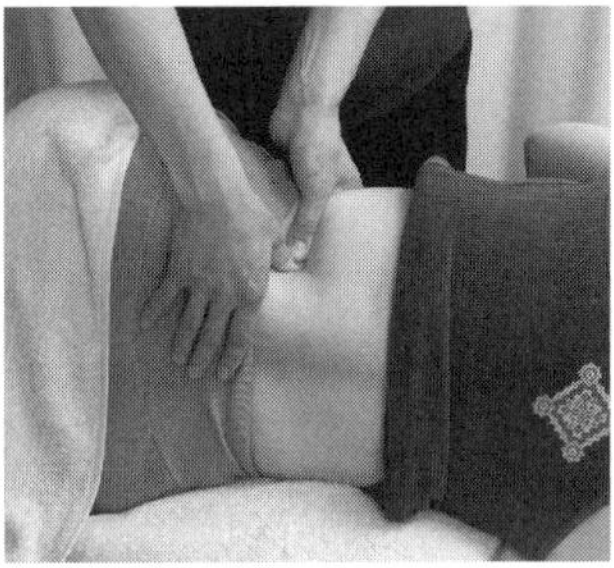

★ペアで行う場合は横向きになりウエストの下にたたんだタオルを入れると楽。押す側は、親指を重ねると力を伝えやすい

腰の痛み

こんな痛みに効果的

●腰を反らしていくと最後のほうで腰が痛くなる場合

●仰向けでしばらくすると腰が痛くなる場合

●お尻を突き出した姿勢で立つとラクになる場合

ペアで行ったほうがやりやすいが、ボールなどを使えばセルフでも可能

R-TPがある筋肉

大殿筋

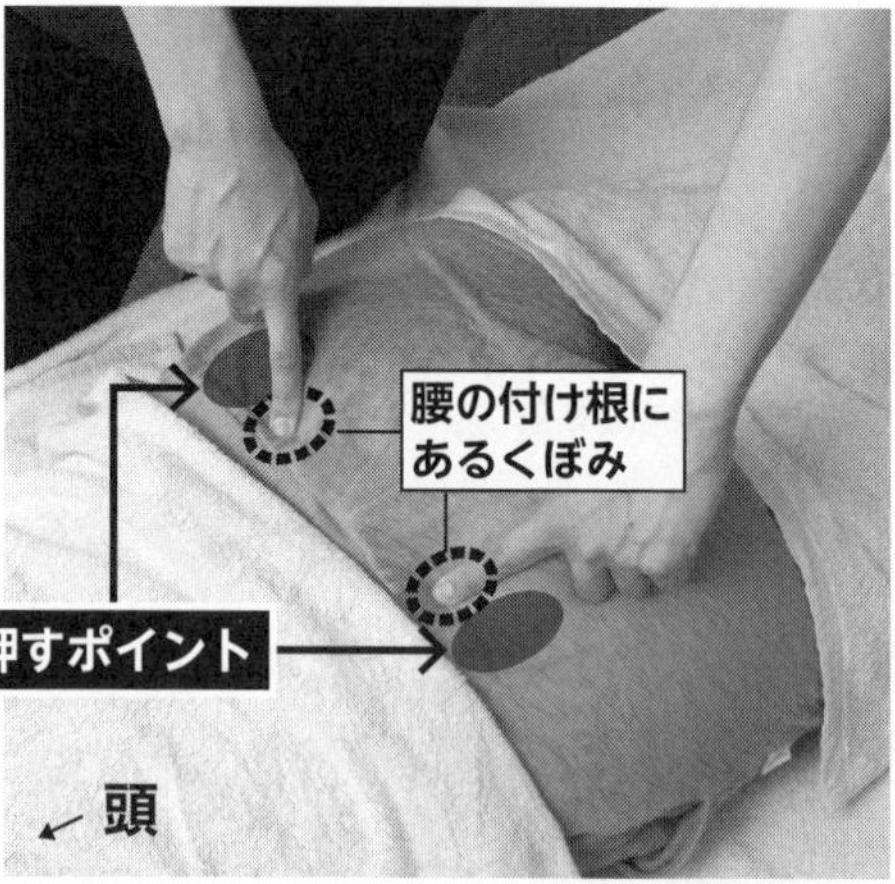

POINT

●腰の付け根にあるくぼみを確認する

●お尻の骨の上ではなく横を手根で圧迫する

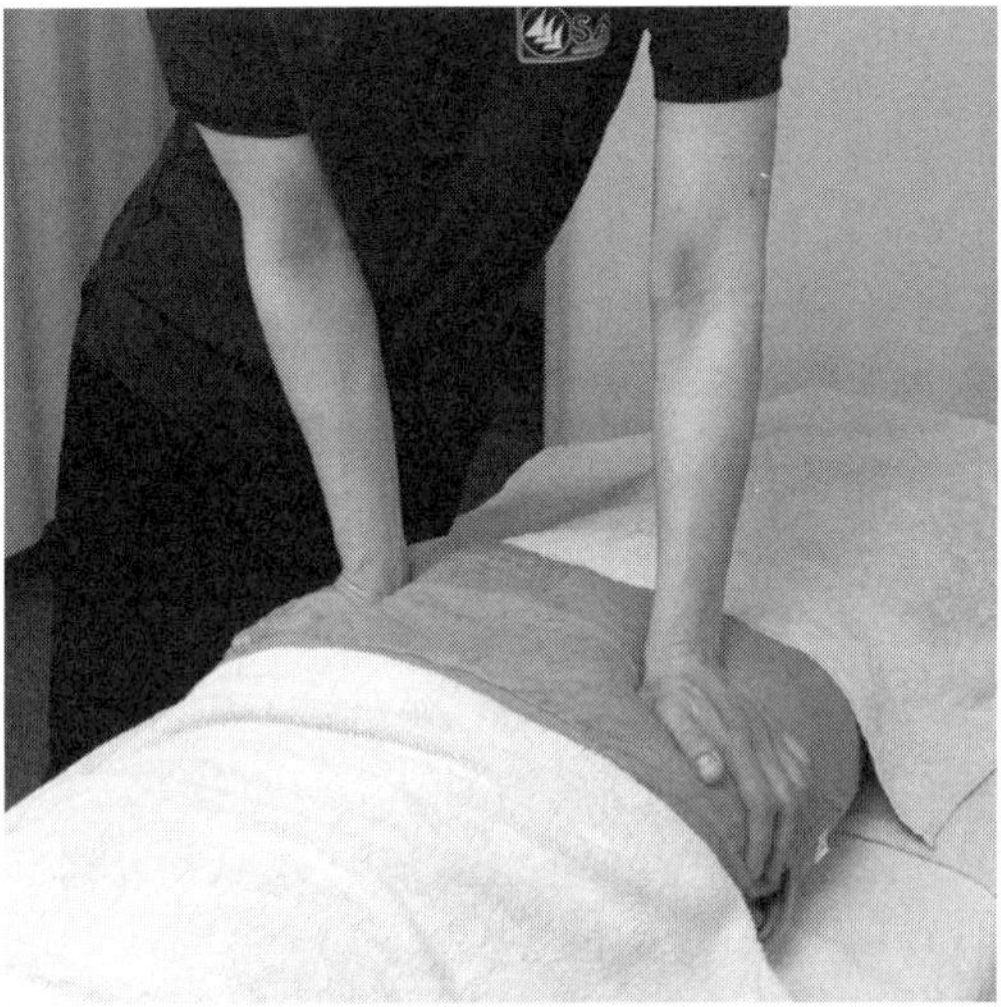

ポイントを確認し、両手の手根で10秒圧迫する。

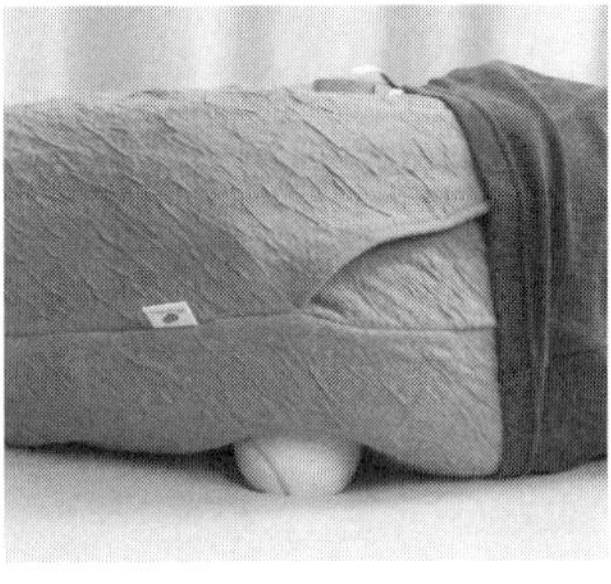

★セルフで行う場合はテニスボールなどを利用して圧迫する

腰の痛み

こんな痛みに効果的

●椅子から立ち上がるときに腰が痛い場合
●靴下を履くなど脚を上げたときに痛い場合
●便秘で悩んでいる場合

R-TPがある筋肉

腸腰筋

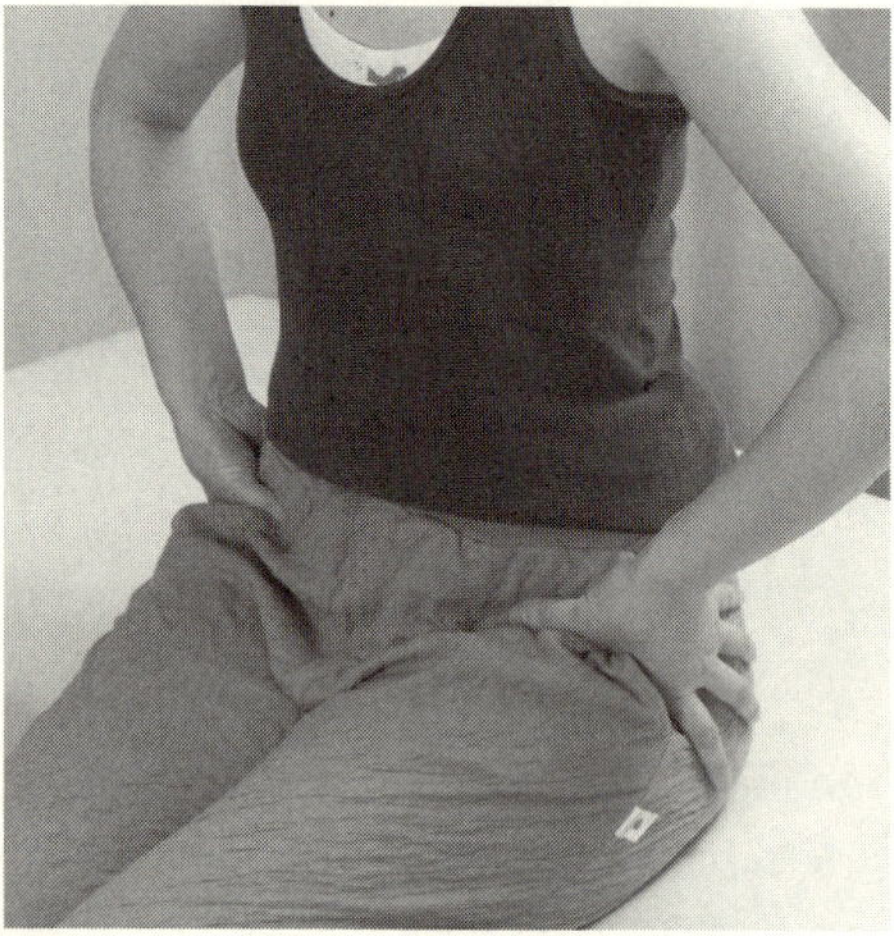

POINT
●腰骨の前側の出っ張りの内側
●指は動かさない

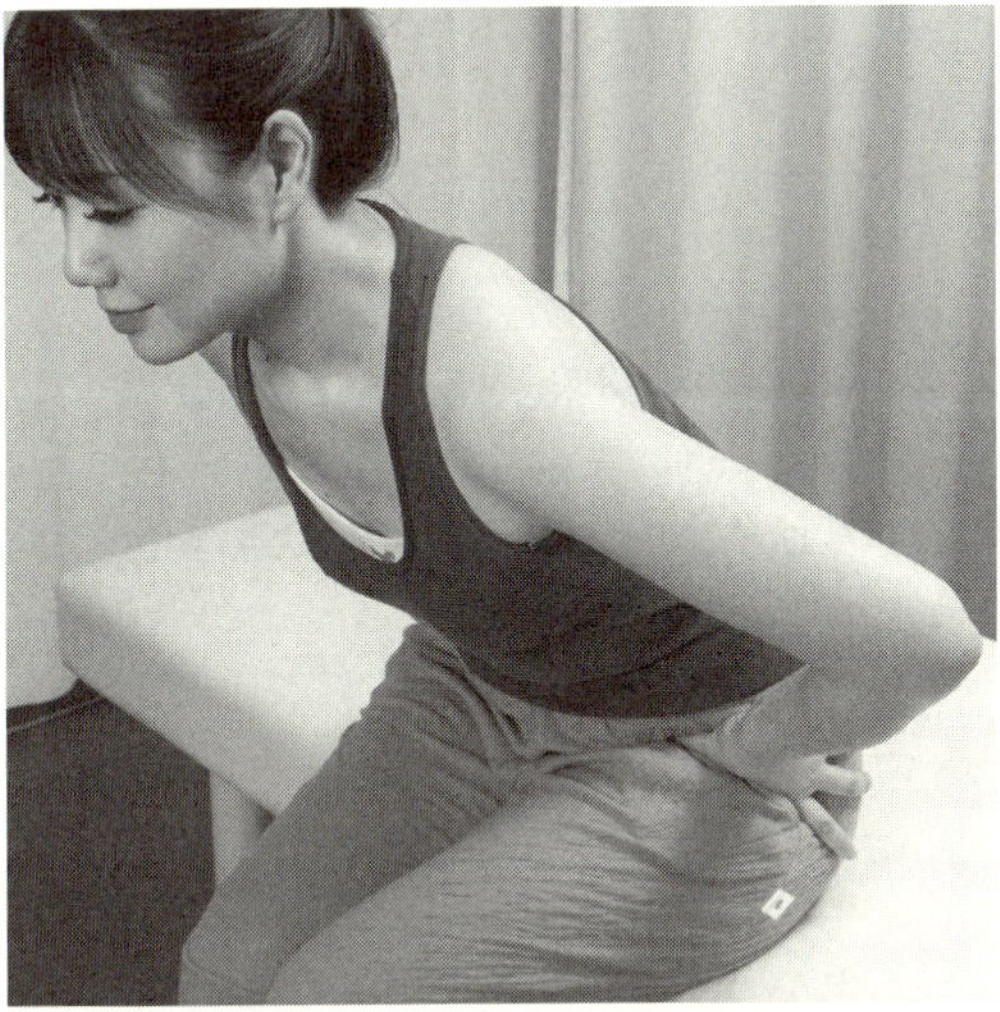

指を当てたら動かさず、体ごと股関節を前に曲げていく。10秒キープして戻る。何度か繰り返して行う

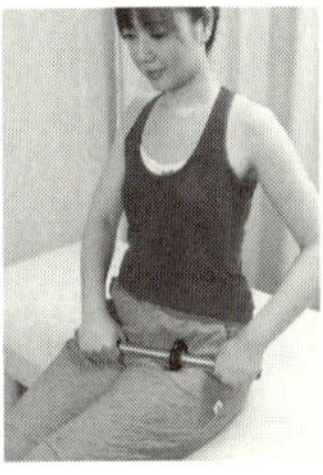

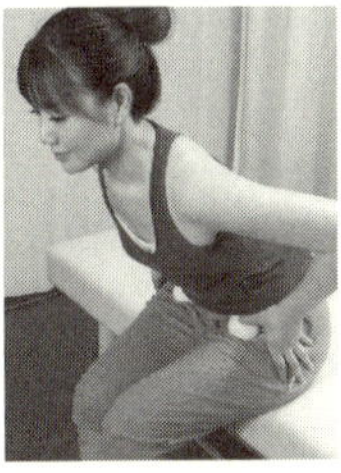

★ツールで圧迫する、テニスボールなどを当てて体を曲げるなどの方法でもよい。ただし近くに神経・血管があるので器具を使う場合はやさしく行う

腰の痛み

こんな痛みに効果的

●ギックリ腰などの腰痛がある場合
●腰を曲げ伸ばしするときに痛い場合
●仰向けに寝ると腰が浮いてしまう
（ベッドと腰の間に手が入る状態）場合

R-TPがある筋肉

多裂筋

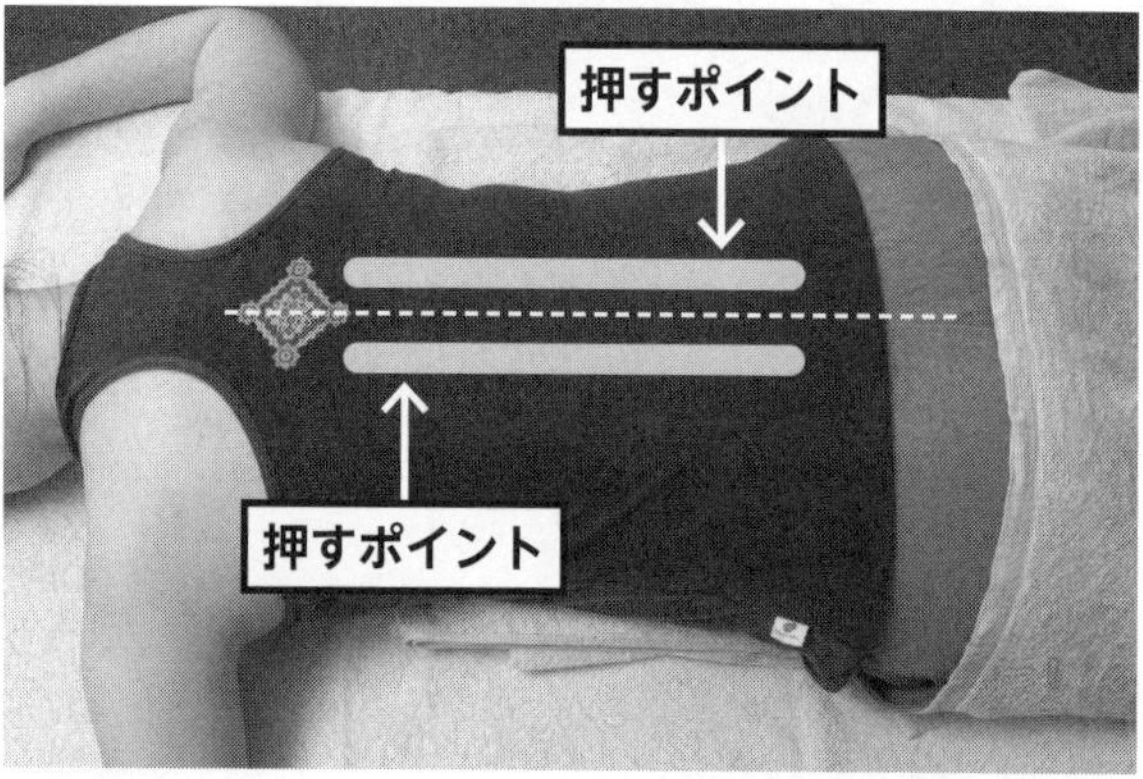

POINT

●背骨の左右にある筋肉なので、ポイントをずらしながら圧迫する
●真下に押す
●肋骨の上はやさしく押す

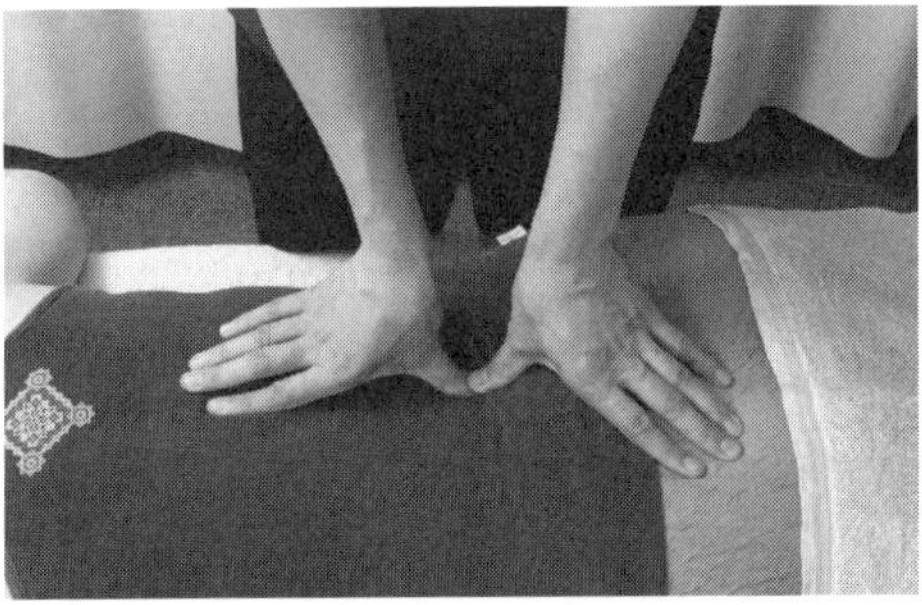

①背骨のきわに親指を当て、反対側の親指を重ねて真下に10秒押す

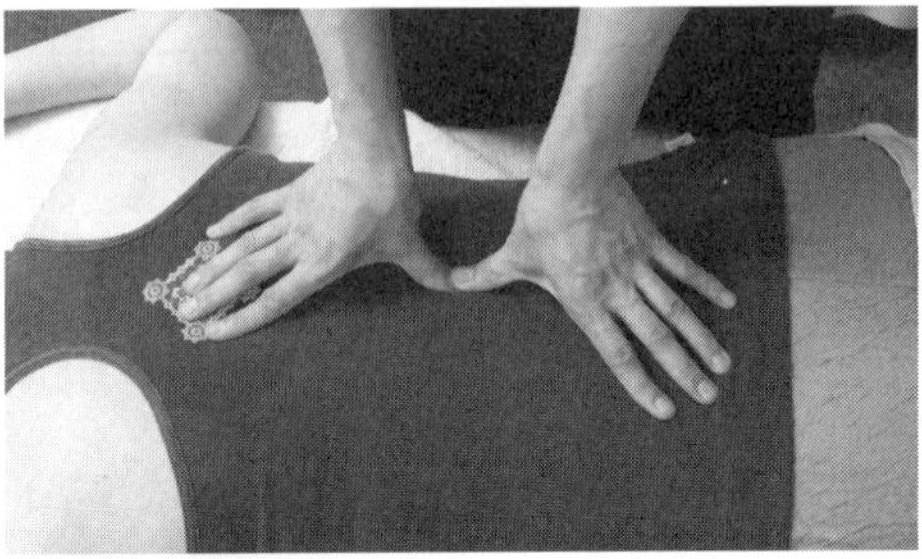

②頭の方向に少しずつずらしながら押す。肋骨の上にはやさしく押す

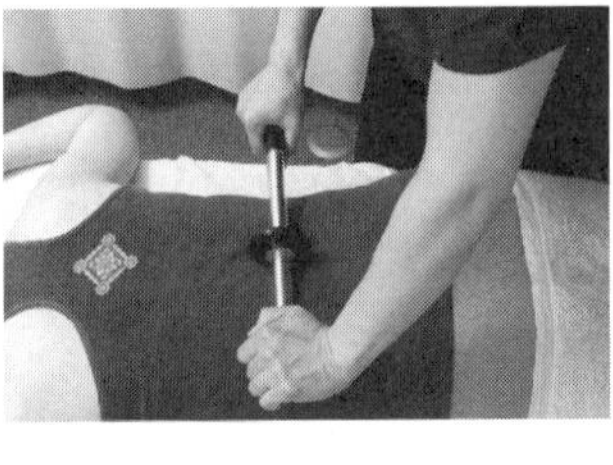

★ツールを用いると楽だが、転がすのではなく、指と同様真下に圧迫する。押し込んだ位置で少し前後に揺らしてもよい

背中の痛み

こんな痛みに効果的

●猫背が気になる場合
●背中にこりや痛みがある場合
●慢性的な肩こりがある場合

R-TPがある筋肉

脊柱起立筋、僧帽筋、菱形筋

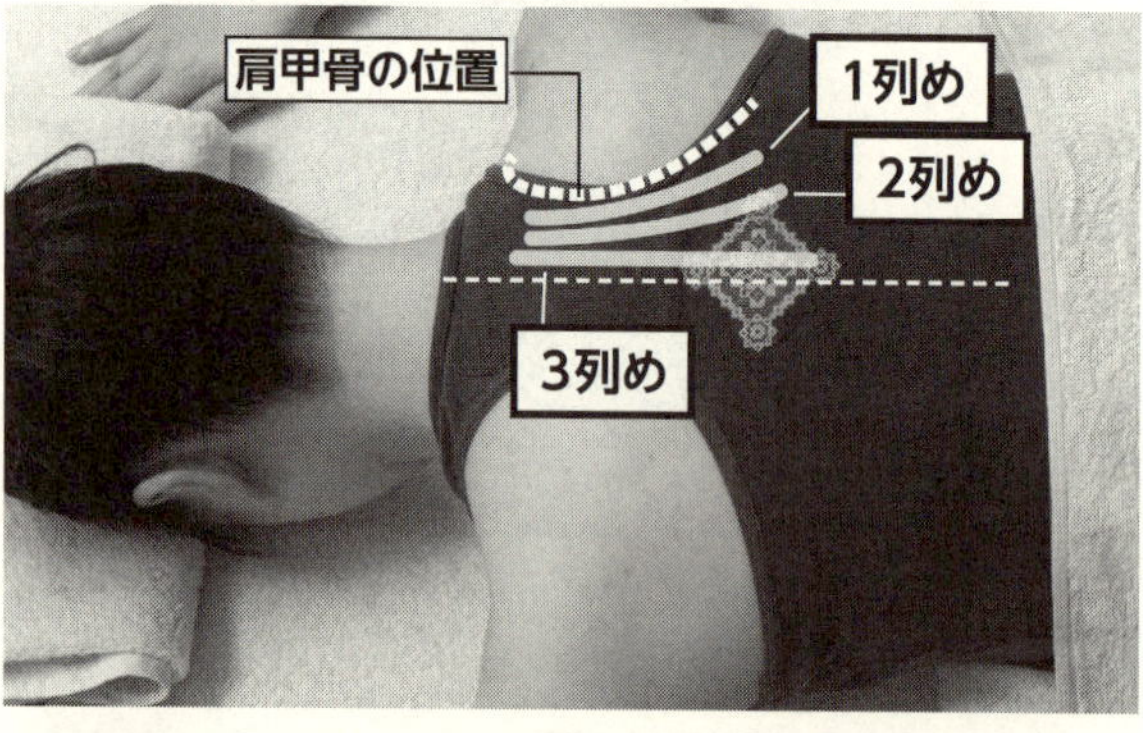

POINT

●背骨の横にある3列の筋肉を1列ずつ、圧迫していく
●体重を乗せて押す
●可能な場合は両腕を台の両脇に下ろして行う

★ツールを用いると楽だが、転がすのではなく、指と同様真下に圧迫する。押し込んだ位置で少し前後に揺らしてもよい。

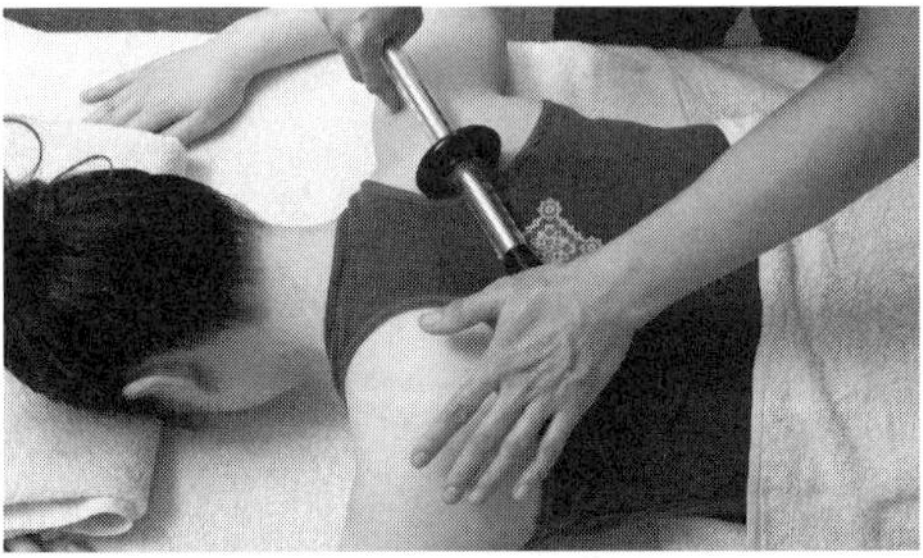

①肩甲骨の内側に沿って1列めを少しズラしながら押す

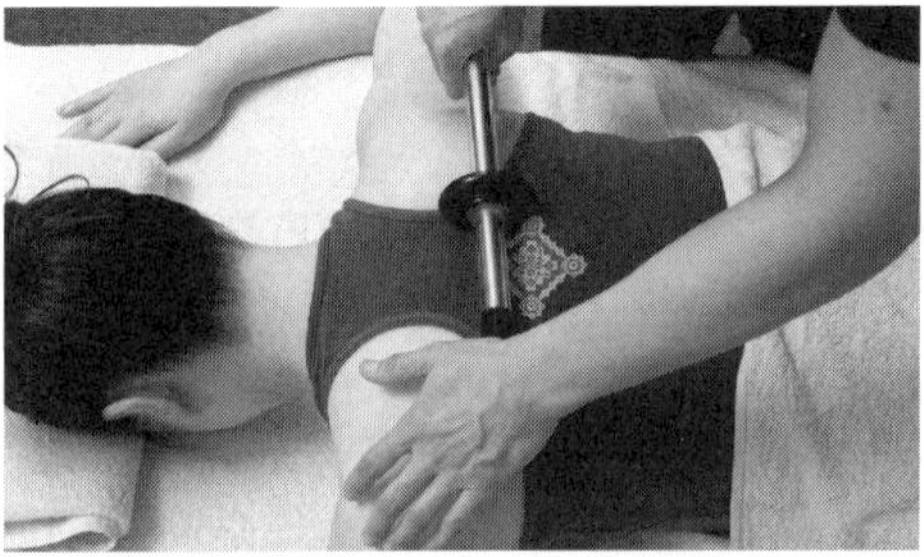

②肩甲骨と背骨の中央の2列めを押す

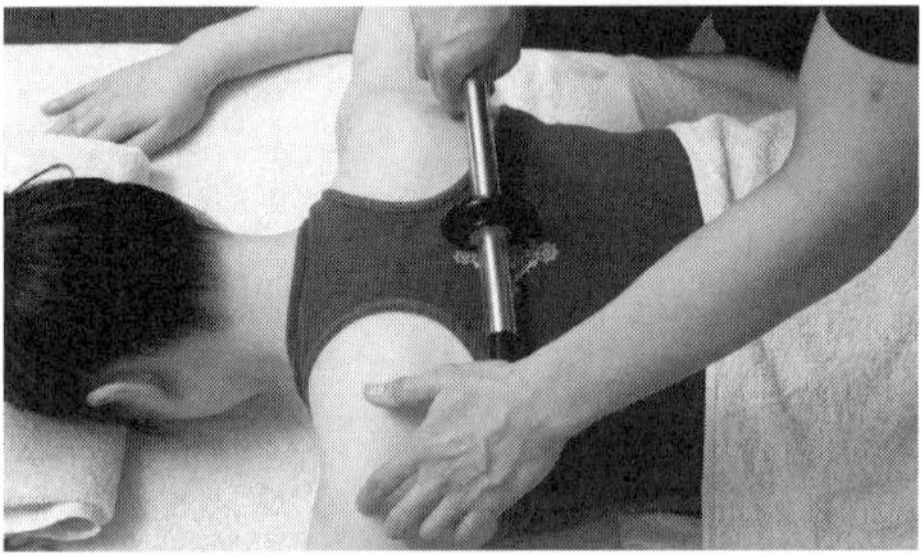

③背骨に沿って3列めを押す

膝の痛み

こんな痛みに効果的

- 膝のお皿周辺が痛い場合
- 階段の上り下りで膝が痛い場合
- 太もも前側が痛い場合

R-TPがある筋肉

中間広筋

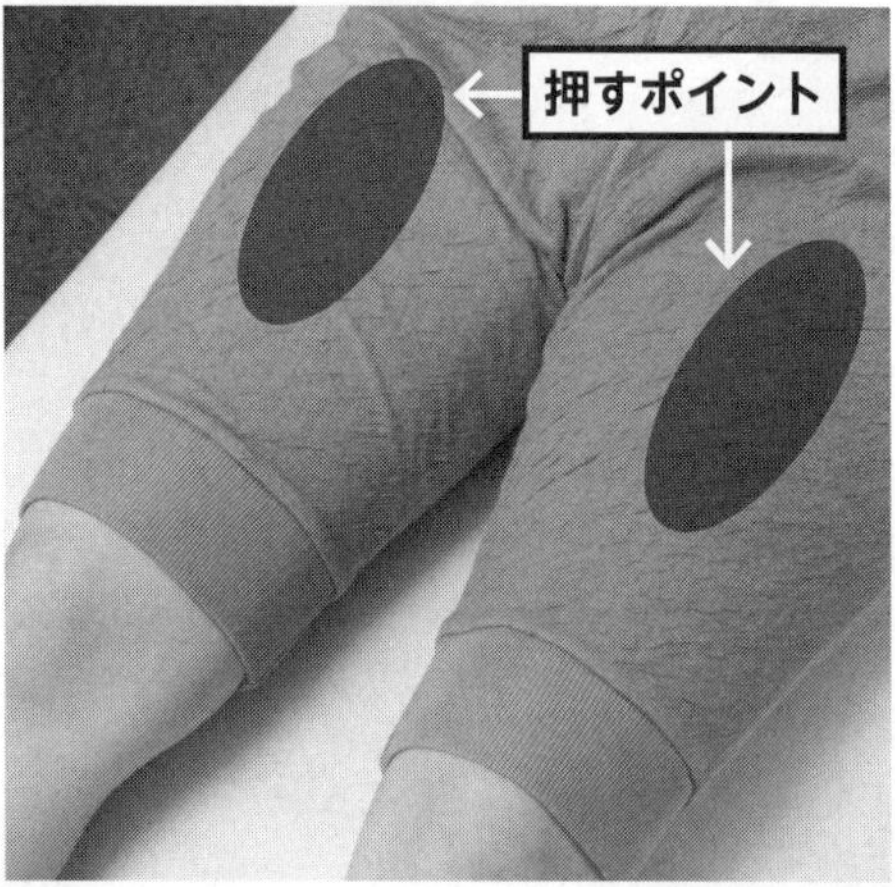

POINT

- 太ももの手前側3分の2の範囲を圧迫する
- 握りこぶしの指の第2関節を使うと効果的

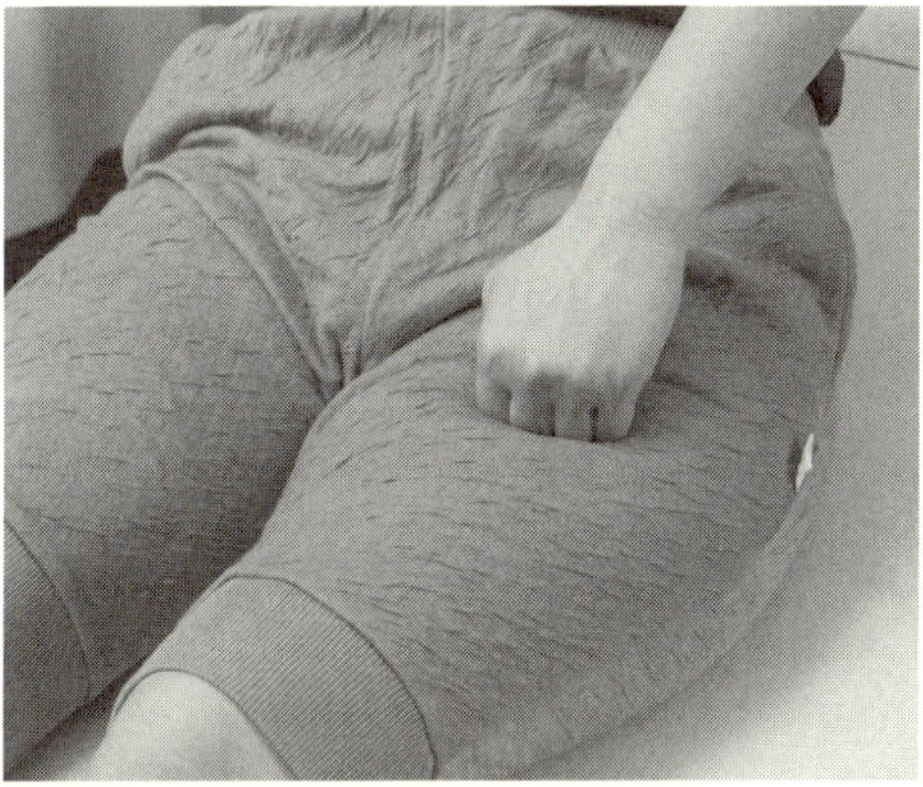

拳を握って第２関節を筋肉に当て、真下に10秒押す。少しずつポイントずらしながら続ける

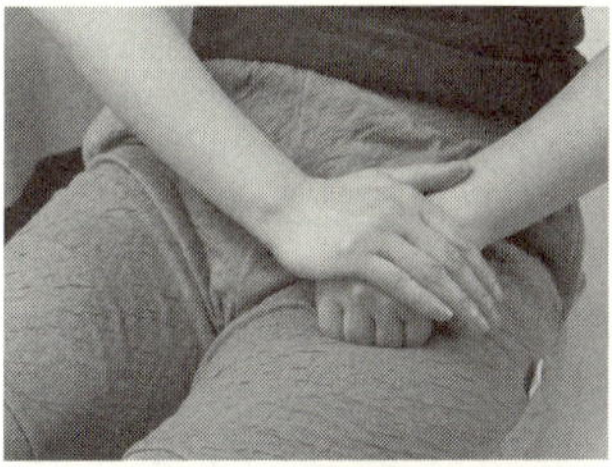

★反対側の手を重ねて圧迫してもよい

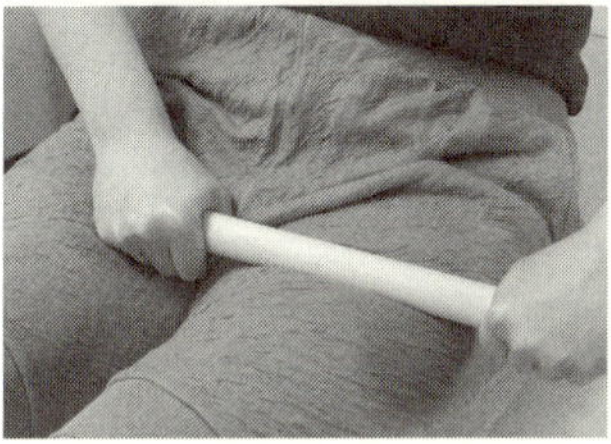

★麺棒などもアプローチしやすい

膝の痛み

こんな痛みに効果的

- 膝のお皿周辺が痛い場合
- 膝の関節が痛い場合
- 階段の上り下りで膝が痛い場合

R-TPがある筋肉

内側膝蓋支帯

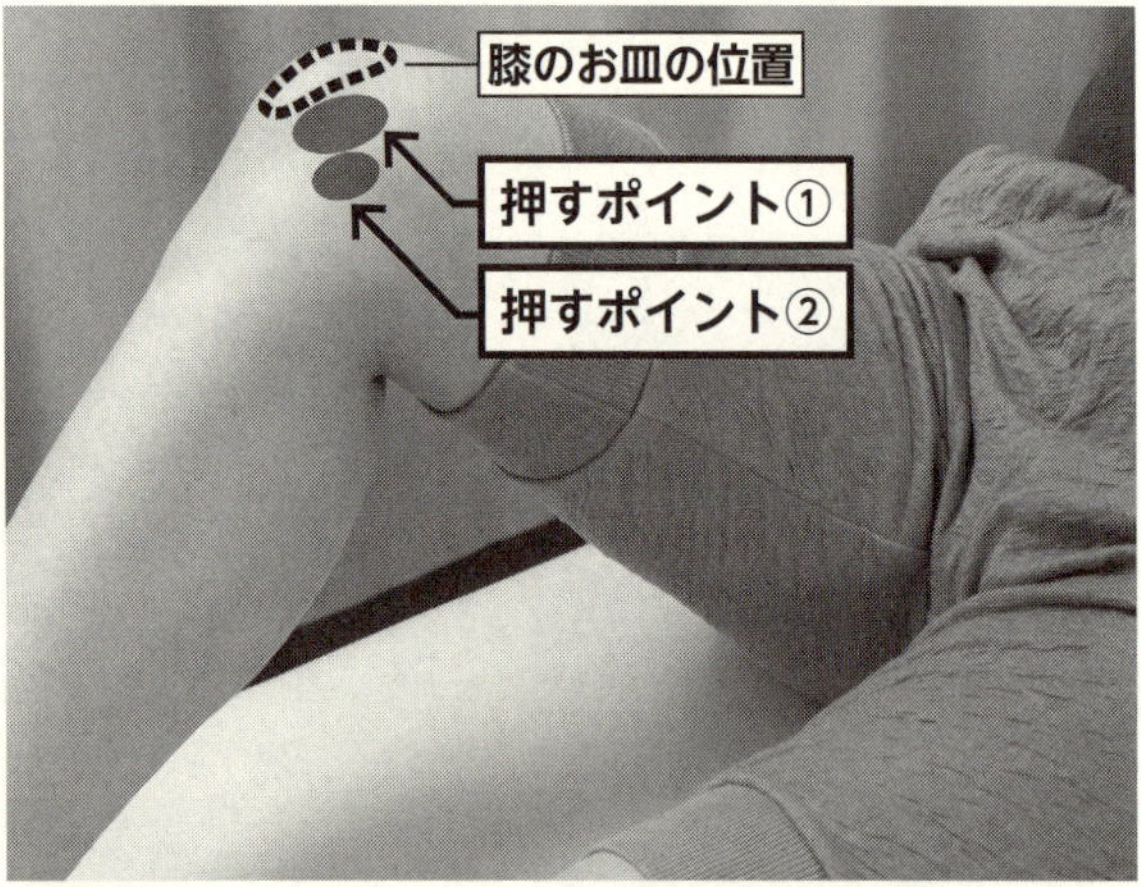

POINT

- お皿の内側にある骨（①）を圧迫する
- 膝蓋腱の内にあるくぼみ（②）も押す。奥に関節があるので強さに注意

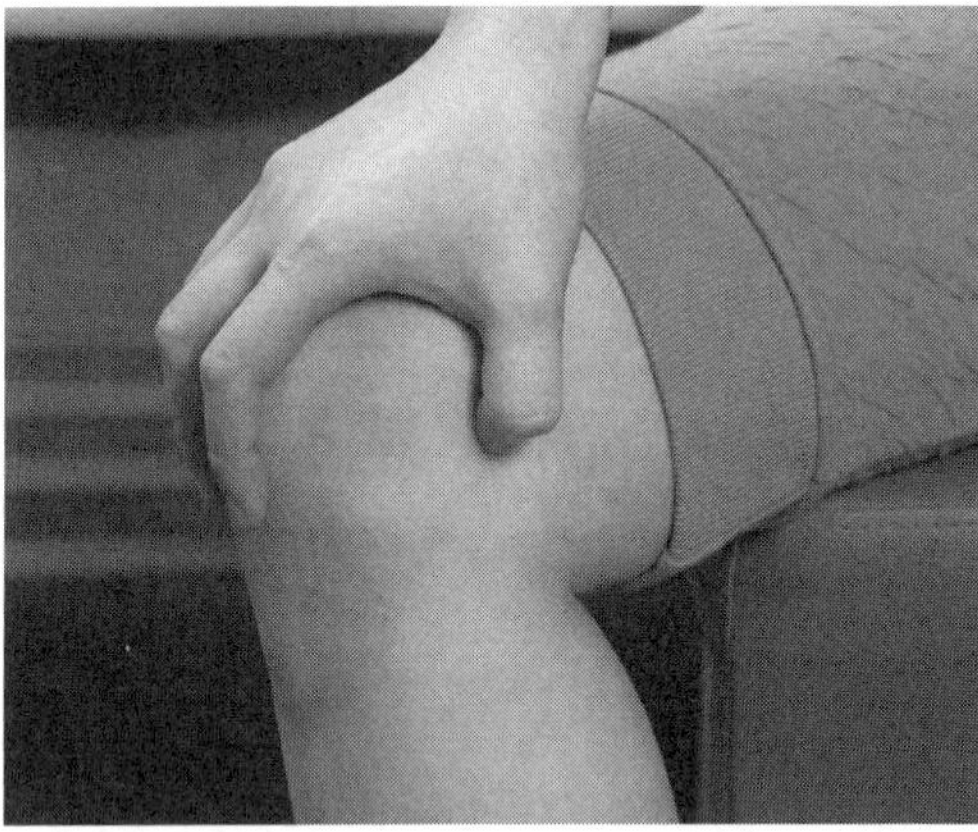

親指で①と②のポイントを10秒圧迫する。何回か繰り返し行う。上の写真は②を圧迫しているところ。

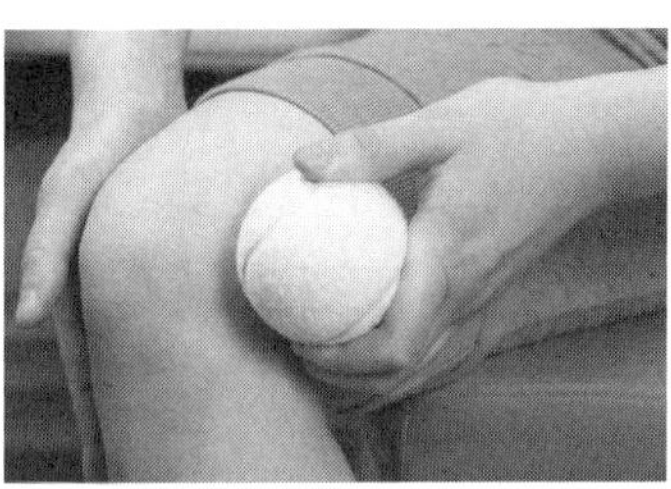

★テニスボールだと①、②ともにアプローチしやすい

膝の痛み

こんな痛みに効果的

●膝のお皿周辺が痛い場合
●膝の関節が痛い場合
●階段の上り下りで膝が痛い場合

R-TPがある筋肉

外側膝蓋支帯

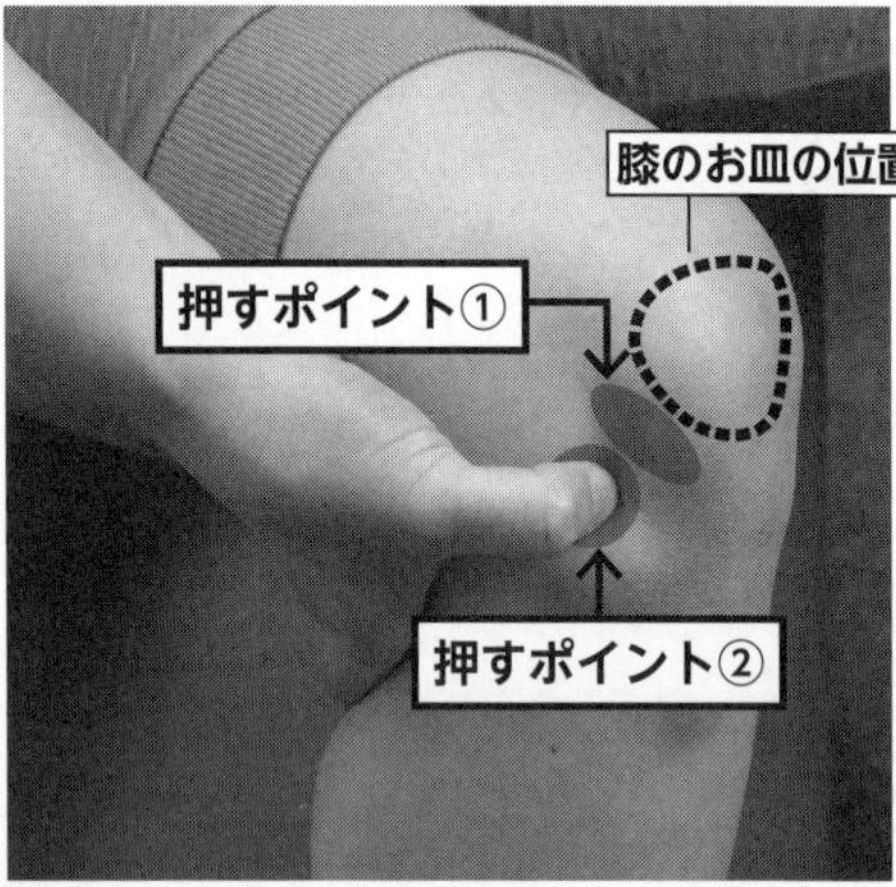

POINT
●お皿の外側にある骨（①）を圧迫する
●膝蓋腱の外にあるくぼみ（②）も押す。奥に関節があるので強さに注意

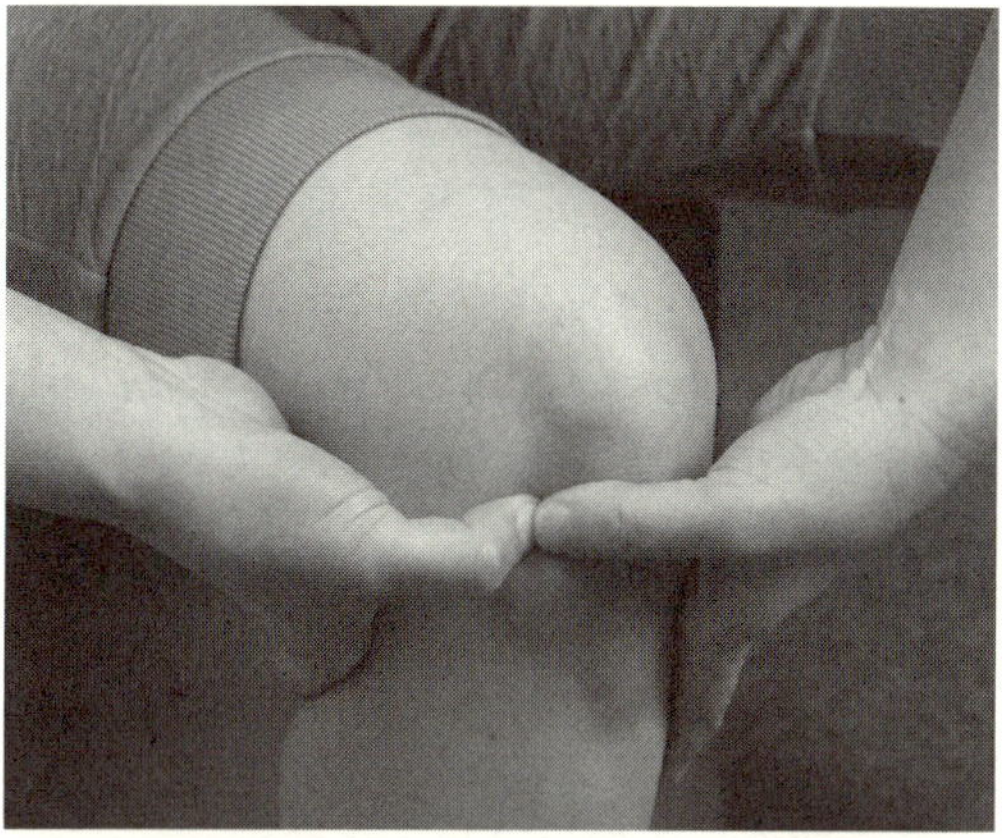

親指で①、②のポイントを押さえ、10秒圧迫する。
何回か繰り返し行う。上の写真は②を圧迫している。
親指を重ねるとやりやすい。

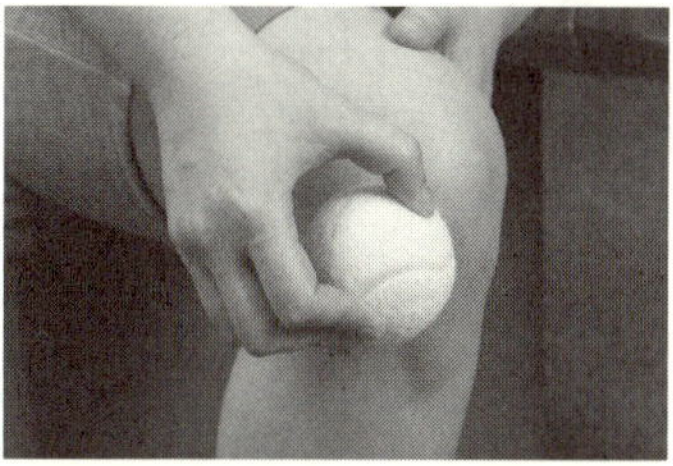

★テニスボールだと①、②ともにアプローチしやすい

膝裏、太ももの痛み

こんな痛みに効果的

●膝を曲げると膝の裏が痛い場合
●腰や太ももの後ろが痛い場合
●座って両足を伸ばし前屈すると痛い場合

R-TPがある筋肉

ハムストリングス

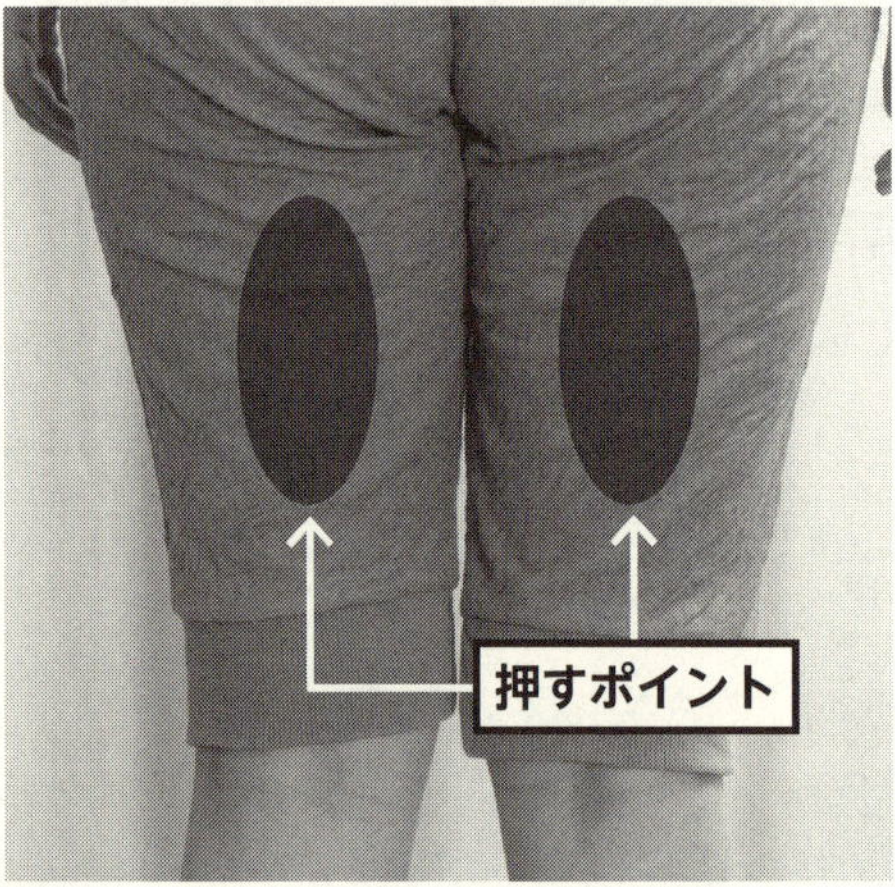

POINT
●太ももの後ろを圧迫する
●膝の裏は押さないように注意

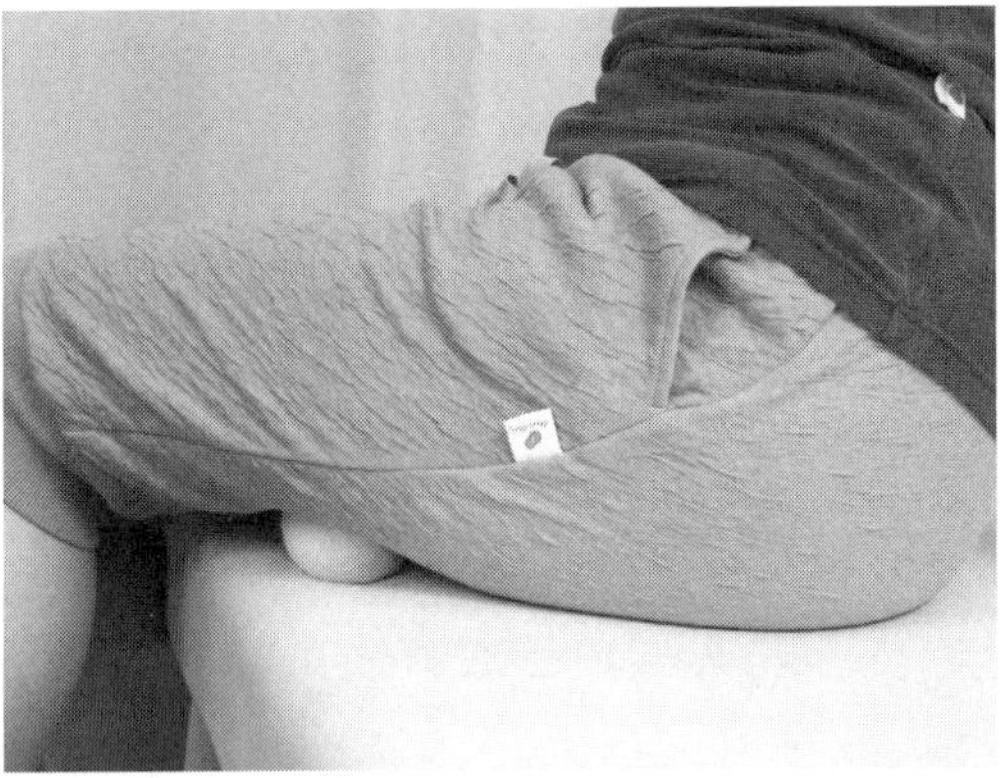

①テニスボールで10秒圧迫する

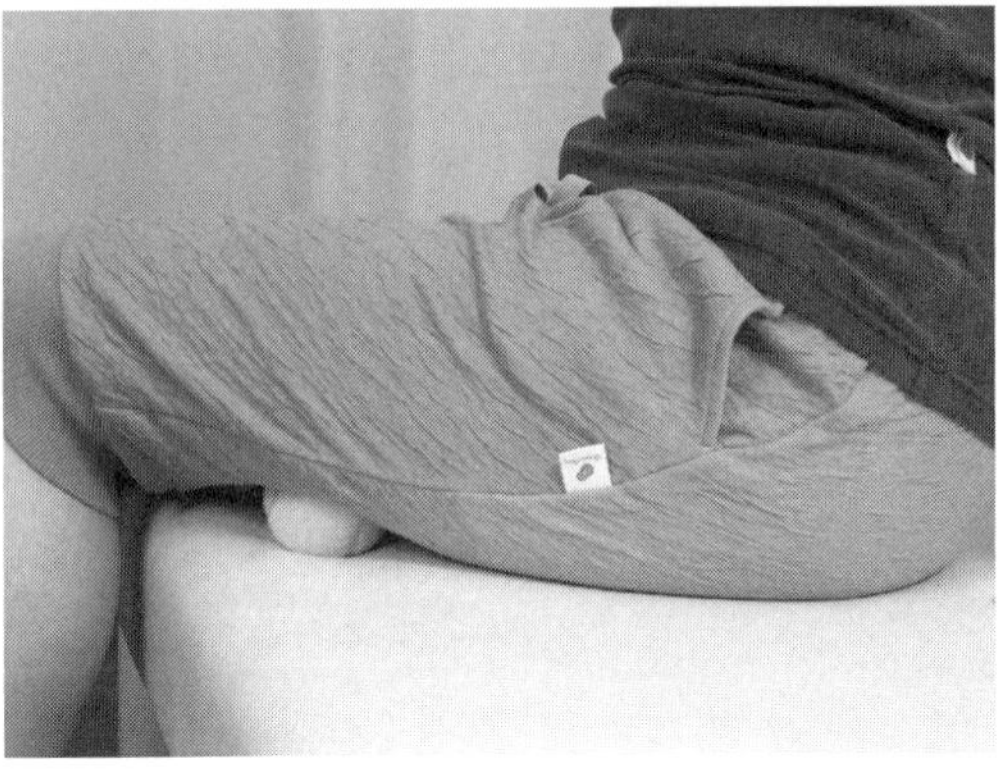

②位置を少しずらして10秒圧迫する

★上記を数回繰り返すが、刺激が強すぎる、痛すぎる場合は、床に足を伸ばして座った状態で同じように行うとよい

ふくらはぎ、スネのだるさや痛み

こんな痛みに効果的

- ふくらはぎが痛い、だるい場合
- 夜中に足がよくつる場合
- 足のむくみが気になる場合
- つま先立ちが痛い場合

R-TPがある筋肉

ヒラメ筋

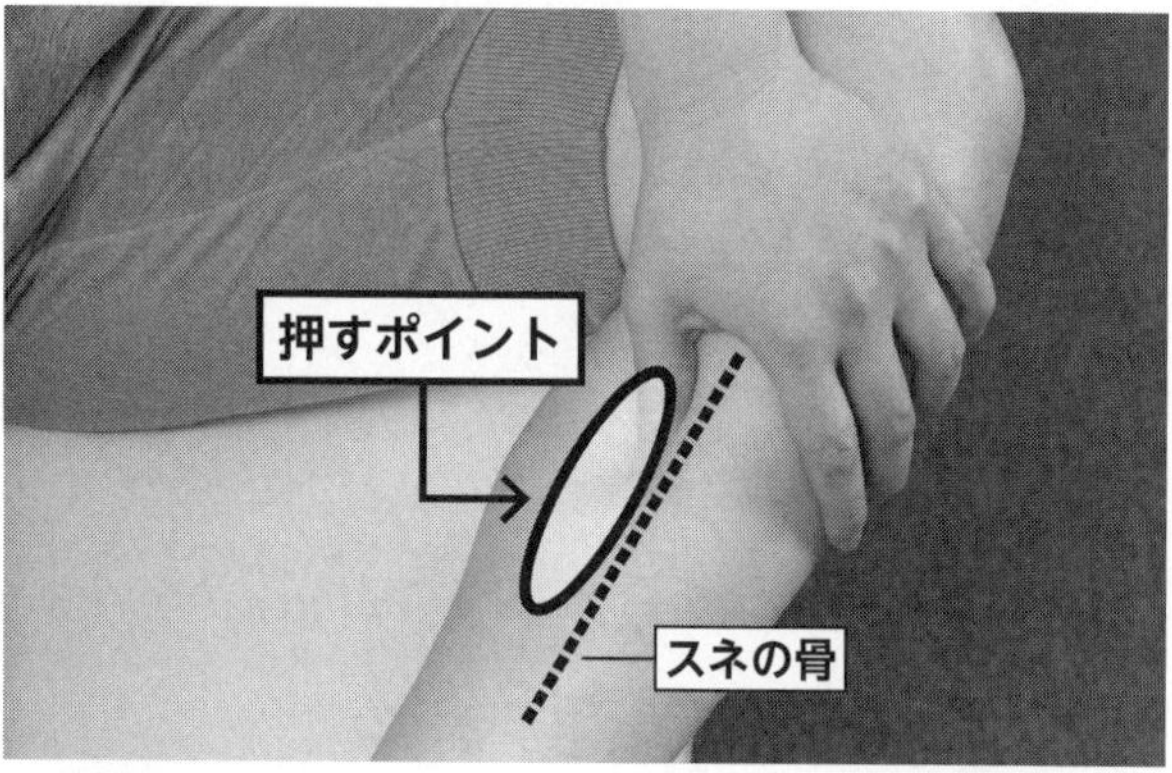

POINT

- スネの骨のすぐ内側を押す
- 親指を当ててスネの骨の裏側に向かって圧迫する
- 痛みが強く出やすいので、力加減に注意

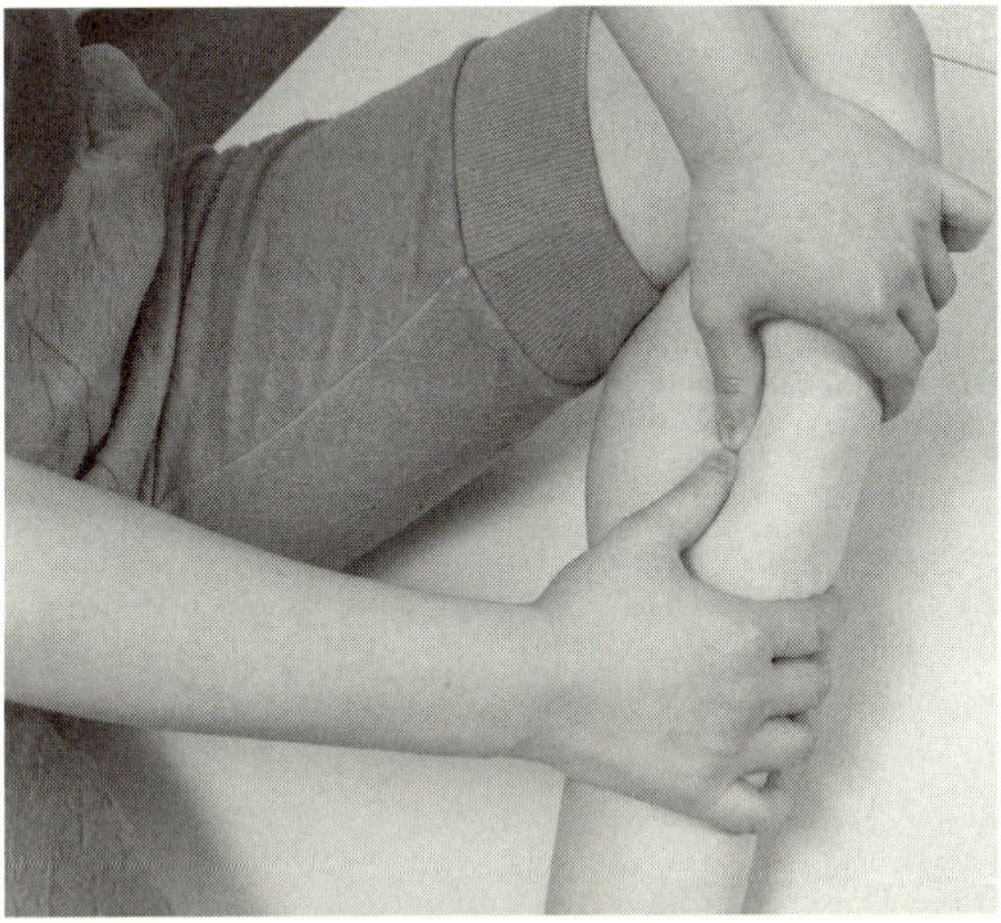

親指でポイントを押さえたら、反対の親指を重ねて
10秒圧迫する。何回か繰り返し行う

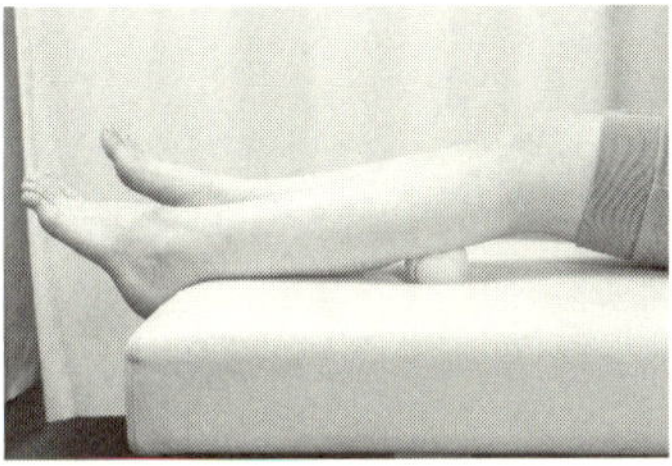

★テニスボールだとアプローチしやすい。かかとは台から出して行う

おわりに

本書で紹介したR－TPの捉え方やR－TP療法は、従来の「トリガーポイント療法」とはすでに大きく異なっています。従来のTP療法から発展させてきたことで、受容器の過敏化による痛みに対しては効果の高い鎮痛技術にまで進化してきたことを実感しています。

しかし運動器の受容器異常と考えられる患者さんであっても、期待した効果が十分に出ないことがまだまだあります。私たちは、このような現在治せない症状に対して研究を行い、さらなる進化を遂げなくてはいけません。

R－TP療法は常に進化中の治療法と考えています。日々、治らない症状、消えない痛みで悩んでいる患者さんがひとりでも減るように、進化し続ける必要があると考えています。

なお、私たちは2019年にSASマニュアルセラピー協会を立ち上げました。私たちが行っている「過敏化（Sensitized）した受容器のエリア（Area）を刺激（Stimulate）

する」をコンセプトとした方法は、一握りの人にしかできない名人芸ではなく、必要な知識を正しく理解し、技術を習得すれば「誰にでもできる施術」を実現できると考えています。

はり師、きゅう師、柔道整復師、あん摩マッサージ指圧師、理学療法士、看護師などの医療資格者や医療従事者だけでなく、スポーツや人の健康にたずさわるさまざまな分野で仕事をしている多くの人たちが、各々活躍できるようにひとりひとりの価値を高め、慢性化する痛みからの解放を目指した『共に学び続けるチーム』を作り、共に前進していけることを目指します。

●ＳＡＳマニュアルセラピー協会 ホームページ
https://sasmt.jp

原因不明の慢性痛をあきらめるな

もっとも新しい「痛み」の治し方

著者 森本貴義 北川洋志

2019年6月25日 初版発行

森本貴義（もりもと・たかよし）
1973年京都府生まれ。㈱リーチ（http://www.reach4d.jp）専務取締役、ACE TREATMENT LABORATORY代表、関西医療大学客員教授。シアトル・マリナーズ、WBC日本代表のトレーナーなどを経て、プロゴルファーの宮里優作選手などパーソナルトレーナーも務めている。著書に『勝者の呼吸法』（大貫崇との共著）『間違いだらけ！日本人のストレッチ』（ともにワニブックス【PLUS】新書）ほか。

北川洋志（きたがわ・ようじ）
1984年京都府生まれ。2007年関西鍼灸大学（現関西医療大学）鍼灸学部卒、2009年関西医療大学大学院 保健医療学研究科鍼灸学専攻修了。同大学院修了後関西医療大学勤務。現在関西医療大学 保健医療学部はり灸・スポーツトレーナー学科助教。同大学附属鍼灸治療所で外来治療も行う

発行者 佐藤俊彦
発行所 株式会社ワニ・プラス
〒150-8482
東京都渋谷区恵比寿4-4-9 えびす大黒ビル7F
電話 03-5449-2171（直通）
発売元 株式会社ワニブックス
〒150-8482
東京都渋谷区恵比寿4-4-9 えびす大黒ビル
電話 03-5449-2711
装丁 橘田浩志（アティック）
柏原宗績
デザイン・DTP 平林弘子
撮影 増田岳二
撮影協力 永川 梓／井上貴雄（大和治療院）
印刷・製本所 大日本印刷株式会社

ISBN 978-4-8470-6151-6
ワニブックスHP https://www.wani.co.jp